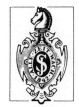

Bakterien, Endotoxin, Sepsis – Immunglobulin M

Herausgegeben von
E. Ungeheuer und D. Heinrich

Unter Mitarbeit von
S. Bhakdi   U. Bürger   S. Brieler   K.-P. Becker
B. Ditter   H. Dichtelmüller   K. H. Duswald   H. Fritz
C. Galanos   R. Grundmann   M. Jochum   H.-M. Just
M. Metzger   W. Opferkuch   R. B. Pelka   F. Reese
W. Sass   I. Schedel   J. E. Scherberich   J. Seifert
W. Stephan   K.-D. Tympner   B. Urbaschek
R. Urbaschek   W. Vogel

Mit 47 Abbildungen und 31 Tabellen

Springer-Verlag
Berlin Heidelberg New York Tokyo

Prof. Dr. med. E. Ungeheuer
Chirurgische Klinik
Krankenhaus Nordwest
Steinbacher Hohl 2-26
6000 Frankfurt/Main 90

Prof. Dr. med. D. Heinrich
Zentrum für Innere Medizin
der Justus Liebig-Universität Gießen
Klinikstraße 36
6300 Gießen

ISBN 3-540-15921-5 Springer-Verlag Berlin Heidelberg New York Tokyo
ISBN 0-387-15921-5 Springer-Verlag New York Heidelberg Berlin Tokyo

CIP-Kurztitelaufnahme der Deutschen Bibliothek

Bakterien, Endotoxin, Sepsis – Immunglobulin M
hrsg. von E. Ungeheuer u. D. Heinrich. Unter Mitarb. von S. Bhakdi
... – Berlin; Heidelberg; New York; Tokyo: Springer, 1985.
ISBN 3-540-15921-5
NE: Ungeheuer, Edgar [Hrsg.]; Bhakdi, Sucharit [Mitverf.]

Das Werk ist urheberrechtlich geschützt. Die dadurch begründeten Rechte, insbesondere die der Übersetzung, des Nachdrucks, der Entnahme von Abbildungen, der Funksendung, der Wiedergabe auf photomechanischem oder ähnlichem Wege und der Speicherung in Datenverarbeitungsanlagen bleiben, auch bei nur auszugsweiser Verwertung, vorbehalten. Die Vergütungsansprüche des § 54 Abs. 2 UrhG werden durch die „Verwertungsgesellschaft Wort", München, wahrgenommen.

© by Springer-Verlag Berlin Heidelberg 1985
Printed in Germany

Die Wiedergabe von Gebrauchsnamen, Handelsnamen, Warenbezeichnungen usw. in diesem Werk berechtigt auch ohne besondere Kennzeichnung nicht zu der Annahme, daß solche Namen im Sinne der Warenzeichen- und Markenschutz-Gesetzgebung als frei zu betrachten wären und daher von jedermann benutzt werden dürften.

Produkthaftung. Für Angaben über Dosierungsanweisungen und Applikationsformen kann vom Verlag keine Gewähr übernommen werden. Derartige Angaben müssen vom jeweiligen Anwender im Einzelfall anhand anderer Literaturstellen auf ihre Richtigkeit überprüft werden.

Druck und Bindearbeiten: G. Appl, Wemding
2127/3140-5 4 3 2 1 0

Vorwort

Der Fortschritt in der Medizin hat in den letzten Jahren ein beängstigendes Tempo erlangt. Die Zahl der Veröffentlichungen von Forschungsergebnissen nimmt ständig zu, umgekehrt stimulieren diese Ergebnisse wiederum neue Forschungsanstrengungen. Die Folge ist eine Inflation von Publikationen, von Veranstaltungen und Kongressen. Da dies von uns Ärzten kaum noch verkraftet wird, geht der Trend heute weg von den Mammutkongressen hin zu kleinen „Workshops", Symposien, dem Prototyp der Fortbildung.

Der vorliegende Band ist aus einem solchen Forum entstanden. Besser als auf irgend einem großen Kongreß können auf einem Symposium neueste Ergebnisse der Forschung vorgetragen und diskutiert werden; im kleinen Kreis kann ein Thema wie das vorliegende in seinen wissenschaftlichen und praktischen Bezügen besonders effektiv dargestellt und diskutiert werden.

Das gewählte Thema ist hochaktuell, denn sowohl die prophylaktische als auch therapeutische Anwendung von Immunglobulinen gehören zu den täglichen Überlegungen des Klinikers, haben wir es doch in fast allen Bereichen der Medizin in zunehmendem Maße mit erworbenen Immundefekten zu tun. Bei ausgedehnten chirurgischen Eingriffen, insbesondere bei katabolen Tumorpatienten, aber auch bei polytraumatisierten Patienten ist ein erhebliches Absinken der Immunglobuline zu beobachten, welches auch bei ausreichender Kalorienzufuhr nur unzureichend kompensiert werden kann. Im postoperativen Verlauf ist diese Immunglobulinverminderung mit einem erhöhten Infektionsrisiko, einer erhöhten Infektionsmorbidität und Mortalität verbunden. Viele klinische Studien haben sich mit diesem Risiko der Patienten befaßt und Wege zur prophylaktischen und therapeutischen Überwindung des Risikos aufgezeigt. In diesen Studien spielen die Anwendung bzw. Applikation von Immunglobulinen immer wieder eine wichtige Rolle.

In den letzten Jahren sind neue Aspekte in der Pathophysiologie, Diagnostik und Therapie von Infektionen bekannt geworden, die es heute gilt, in die Praxis umzusetzen. Diese Kenntnisse beim praktisch tätigen Arzt zu vertiefen, ist ein Ziel des vorliegenden Bandes. Das zweite Ziel ist die Herausarbeitung von Indikationen für den Einsatz von Immunglobulinen im Rahmen der Infektionsprophylaxe, der Behandlung der Sepsis, des septischen Schocks, der Verbrennung, der Behandlung polytraumatisierter Patienten, um nur einige Indikationen zu nennen. Dabei ist von nicht geringem Interesse, daß sich neben der Erhöhung der Heilungschancen auch eine Verkürzung der Erkrankung und damit der Verweildauer des Patienten im Krankenhaus ergibt. Denn auch die Kosten-Nutzen-Analyse sollte heutzutage auf einer wissenschaftlichen Tagung, die Empfehlungen für den praktisch tätigen Arzt zu erarbeiten versucht, nicht unberücksichtigt bleiben.

Eine Arbeitstagung wie diese kann kaum mehr ohne die Hilfe der pharmazeutischen Industrie abgehalten werden; an dieser Stelle sei deshalb der Firma Biotest, insbesondere Herrn Dr. Schleussner, zu danken, dieses Forum überhaupt erst ermöglicht zu haben.

Frankfurt, Gießen *E. Ungeheuer, D. Heinrich*
im Oktober 1985

Inhaltsverzeichnis

R. Grundmann:

Prophylaktischer Nutzen von Immunglobulinen
nach Magenresektionen – Ergebnisse einer prospektiv
randomisierten Studie 1

J. Seifert, S. Brieler, F. Reese und W. Sass:

Splenektomie – Auswirkungen auf den
Immunglobulinspiegel und Infektionshäufigkeit 11

I. Schedel:

Immunglobulinsubstitution bei Patienten mit multiplem
Myelom und sekundärem Immundefekt – Anti-Lipid-
A-Antikörper im Serum und Infektionshäufigkeit 15

C. Galanos:

Lipid A und Anti-Lipid A –
Strukturen, Eigenschaften und Wirkungsmechanismen .. 21

S. Bhakdi:

Schädigung von Zellen durch porenbildende bakterielle
Toxine 28

K. H. Duswald, M. Jochum und H. Fritz:

Sepsisfrühdiagnose mit dem Elastasetest 38

K.-P. Becker, B. Ditter, R. Urbaschek und B. Urbaschek:

Endotoxinbestimmung mit einem kinetischen,
turbidimetrischen Limulus-Test im Verlauf der Septikämie 44

W. Opferkuch:

Immunglobulin M – physiologische Mechanismen
und Wirkungsweise 54

W. Stephan und H. Dichtelmüller:

Immunglobulin M-Präparat:
Herstellung, Eigenschaften und Wirksamkeit 60

K.-D. Tympner:

Klinische Bedeutung von Immunglobulin M und A
in der Kinderheilkunde 67

H.-M. Just, M. Metzger, W. Vogel und R. B. Pelka:

Wirksamkeit von Immunglobulinen bei Patienten
einer operativen Intensivtherapiestation 77

J. E. Scherberich:

Klinische Effizienz einer IgA-, IgM-reichen i. v. applizierbaren Gammaglobulinfraktion (Pentaglobin) bei Antibiotikaresistenter Sepsis 91

U. Bürger:

Immunglobulin M-Präparat –
Wirksamkeit bei Toxoplasmose 105

D. Heinrich und E. Ungeheuer:

Resümee 109

Sachverzeichnis 113

Mitarbeiterverzeichnis

Prof. Dr. S. Bhakdi, Institut für Medizinische Mikrobiologie,
Klinikum der Justus-Liebig-Universität Gießen,
Frankfurter Straße 107, 6300 Gießen

Prof. Dr. U. Bürger, Zentrum für Kinderheilkunde,
Abteilung Allgemeine Pädiatrie, Klinikum der
Justus-Liebig-Universität Gießen, Feulgenstraße 12, 6300 Gießen

Priv.-Doz. Dr. S. Brieler, Chirurgische Abteilung, Evang.
Krankenhaus Bethesda, Glindersweg 80, 2050 Hamburg 80

K.-P. Becker, Abteilung für Immunologie und Serologie,
Institut für Hygiene und Mikrobiologie, Klinikum Mannheim
der Universität Heidelberg, D 6, 5, 6800 Mannheim 1

Dr. B. Ditter, Abteilung für Immunologie und Serologie,
Institut für Hygiene und Mikrobiologie, Klinikum Mannheim
der Universität Heidelberg, D 6, 5, 6800 Mannheim 1

Dr. H. Dichtelmüller, Biotest Pharma GmbH,
Forschungsabteilung, Flughafenstraße 4, 6000 Frankfurt/Main 70

Prof. Dr. K.-H. Duswald, Institut für Chirurgische Forschung,
Nußbaumstraße 20, 8000 München 2

Prof. Dr. rer. nat. H. Fritz, Abt. für Klinische Chemie und
Klinische Biochemie in der Chirurgischen Klinik Innenstadt,
Universität München, Nußbaumstraße 20, 8000 München 2

Dr. C. Galanos, Max-Planck-Institut für Immunbiologie,
Stübeweg 51, 7800 Freiburg i. Br.

Prof. Dr. R. Grundmann, Chirurgische Universitätsklinik Köln-Lindenthal, Joseph-Stelzmann-Straße 9, 5000 Köln 41

Dr. rer. nat. M. Jochum, Abt. für Klinische Chemie und Klinische Biochemie in der Chirurgischen Klinik Innenstadt, Universität München, Nußbaumstraße 20, 8000 München 2

Dr. H.-M. Just, Klinikhygiene, Universitätsklinikum Freiburg, Hugstetter Straße 55, 7800 Freiburg i. Br.

Dr. M. Metzger, Klinikhygiene, Universitätsklinikum Freiburg, Hugstetter Straße 55, 7800 Freiburg i. Br.

Prof. Dr. W. Opferkuch, Abteilung für Theoretische und Klinische Medizin, Ruhr-Universität Bochum, Universitätsstraße 150, 4630 Bochum 1

Prof. Dr. R. B. Pelka, Lehrstuhl für Angewandte Statistik und EDV an der Hochschule der Bundeswehr München, Werner-Heisenberg-Weg 39, 8014 Neubiberg

F. Reese, Abteilung Allgemeine Chirurgie, Chirurgische Klinik der Universität Kiel, Hospitalstraße 40, 2300 Kiel 1

Dr. W. Sass, Experimentelle Chirurgie der Abteilung Allgemeinchirurgie der Universität Kiel, Hospitalstraße 40, 2300 Kiel 1

Priv.-Doz. Dr. I. Schedel, Abteilung Immunologie und Transfusionsmedinzin, Zentrum Innere Medizin und Dermatologie, Medizinische Hochschule Hannover, Karl-Wiechert-Allee 9, 3000 Hannover 61

Priv.-Doz. Dr. J. E. Scherberich, Abteilung für Nephrologie, Zentrum der Inneren Medizin, Klinikum der Johann Wolfgang Goethe-Universität, Theodor-Stern-Kai 7, 6000 Frankfurt/Main 70

Prof. Dr. J. Seifert, Experimentelle Chirurgie der Abteilung Allgemeine Chirurgie, Chirurgische Klinik der Universität Kiel, Hospitalstraße 40, 2300 Kiel 1

Dr. W. Stephan, Biotest Pharma GmbH, Forschungsabteilung, Flughafenstraße 4, 6000 Frankfurt/Main 70

Prof. Dr. K.-D. Tympner, Städtisches Krankenhaus Harlaching, Sanatoriumsplatz 2, 8000 München 90

Prof. Dr. B. Urbaschek, Abteilung für Immunologie und Serologie, Institut für Hygiene und Mikrobiologie, Klinikum Mannheim der Universität Heidelberg, D 6, 5, 6800 Mannheim 1

Dr. R. Urbaschek, Abteilung für Immunologie und Serologie, Institut für Hygiene und Mikrobiologie, Klinikum Mannheim der Universität Heidelberg, D 6, 5, 6800 Mannheim 1

Prof. Dr. W. Vogel, Institut für Anästhesiologie, Abteilung Anästhesiologie und Intensivtherapie, Universitätsklinikum Freiburg, Hugstetter Straße 55, 7800 Freiburg i. Br.

Prophylaktischer Nutzen von Immunglobulinen nach Magenresektionen –
Ergebnisse einer prospektiv randomisierten Studie

R. Grundmann

Die prophylaktische Gabe von Immunglobulinen in der unmittelbaren postoperativen Phase ist nicht unumstritten. In einer größeren Übersichtsarbeit zu diesem Thema kamen die Herausgeber des Arzneimittelbriefes [6] 1981 zu dem Schluß, daß keine prospektive randomisierte Studie vorliege, die den Beweis erbringen könne, daß eine solche Prophylaxe für Patienten auf der Intensivstation oder für Patienten mit gestörtem postoperativen Verlauf angebracht sei. Allerdings konnte Duswald bereits 1980 zeigen [1], daß sich die postoperativen Wundinfektionsraten durch eine prophylaktische Immunglobulingabe signifikant senken lassen. In dieser Studie waren aber Patienten mit unterschiedlichem Infektionsrisiko zusammengefaßt worden, es stellte sich so für den Einzelfall die Frage, ob nicht eine perioperative Antibiotikaprophylaxe einen ähnlichen Effekt auf die Wundinfektionsraten gehabt hätte.

Aus den genannten Gründen haben wir den Wert einer Immunglobulinprophylaxe in einer prospektiven Studie an einem homogenen Krankengut überprüft, wobei wir nicht nur die Wundinfekte sondern sämtliche Komplikationen erfaßten.

Dabei mußten wir zunächst eine Zielgruppe finden, die auch unter optimalen Bedingungen – d. h. perioperative Antibiotikaprophylaxe sowie (bei Eingriffen mit Eröffnung des Darmes) präoperative orthograde Darmspülung – ein erhöhtes Infektionsrisiko aufweist. Wir haben deshalb in den letzten Jahren unser Krankengut prospektiv erfaßt, um so Eingriffe mit erhöhtem Infektionsrisiko herauszuarbeiten [2, 5]. Aus diesen Untersuchungen geht hervor, daß Patienten, bei denen eine Magenresektion vorgenommen wird, verstärkt infektionsgefährdet sind. Dies gilt nicht nur für die Wundinfektionsrate, sondern auch für die Gefahr des Auftretens einer postoperativen Pneumonie [3]. Die Pneumonierate nach Magenresektion war im eigenen Krankengut deutlich höher als nach Kolonresektionen, wohl deshalb, weil die Magenoperation im Oberbauch stattfindet und das Einsetzen des Rochardhakens zu postoperativen Beschwerden mit mangelnder Atemarbeit führt. Desweiteren führen lokale Komplikationen, wie z.B. die Nahtinsuffizienz, bei der Nähe des Zwerchfells hier leichter zu pulmonalen Komplikationen als dies nach Kolonresektion möglich ist, die im Mittel- und Unterbauch stattfinden (Abb. 1). Vergleicht man die Ergebnisse verschiedener Zeiträume, so fällt außerdem auf, daß sich durch Einführung der perioperativen Antibiotikaprophylaxe und der maschinellen Naht (bei tiefen Anastomosen) die Komplikationsraten nach Darmresektion haben deutlich senken lassen (Abb. 1). Dies war für die Magenresektion nicht in gleicher Weise zu beobachten.

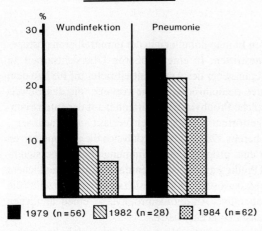

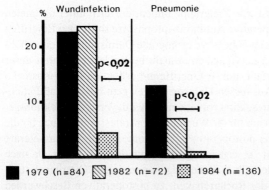

Abb. 1. Wundinfektions- und Pneumonieraten nach Magen- und Darmresektion: Ergebnisse einer prospektiven Dokumentation. Die Patienten der Jahre 1979 und 1982 wurden über jeweils 7 Monate, die des Jahres 1984 über 1 Jahr erfaßt. Im Jahr 1982 waren maschinelle Naht und perioperative Antibiotikaprophylaxe bei Gastrektomie und Kolonresektion eingeführt worden

Zur Überprüfung der Wirksamkeit einer perioperativen Immunglobulinprophylaxe haben wir deshalb magenresezierte Patienten herangezogen.

Material und Methodik

In die Studie wurden sämtliche Patienten – ohne Ausschlußkriterien – aufgenommen, bei denen eine Magenresektion (d.h. Teilresektion oder Gastrektomie) oder ein Magenhochzug (bei Ösophaguskarzinom und entsprechender Ösophagusresektion) in der Zeit von Februar 1982 bis September 1984 vorgenommen wurden (Tabelle 1).
Die Patienten wurden anhand eines Randomplanes der Therapie- bzw. Kontrollgruppe zugeteilt. In der Therapiegruppe wurden ihnen Immunglobuline (Intraglobin F) in einer Dosierung von 0,25 g/kg Körpergewicht am Operationstag sowie am 1. postoperativen Tag verabreicht. Die übrige Behandlung war in beiden Gruppen gleich: bei den Patienten wurde eine perioperative Antibiotikaprophylaxe durchgeführt, wobei den Patienten über nicht mehr als 16 Std. ein Cephalosporinpräparat – kombiniert mit Metronidazol – verabreicht wurde. Die Anastomosen im Bereich der Speiseröhre erfolgten grundsätzlich maschinell. Alle Anastomosen wurden postoperativ röntgenologisch mit Hilfe eines Gastrografin-Schluckes auf Dichtigkeit überprüft.
Therapie- und Kontrollgruppe unterschieden sich weder in dem Alter der Patienten, noch in der Geschlechtsverteilung oder Grundkrankheit signifikant. In der Mehrzahl der Fälle wurden die Resektionen wegen eines Karzinoms vorgenommen (Tabelle 1). Auch die Risikofaktoren waren in beiden Gruppen gleichmäßig verteilt, wenn man von dem pulmonal erhöhten Risiko absieht

Tabelle 1. Zusammensetzung der Therapie- bzw. Kontrollgruppe

	Therapiegruppe* (n = 90)	Kontrollgruppe (n = 90)
partielle Magenresektion	n = 41	n = 37
Gastrektomie	n = 36	n = 39
Magenhochzug	n = 13	n = 14
Alter (Jahre)	56 (24–88)	58 (21–80)
Geschlechtsverteilung Männer : Frauen	59 : 31	61 : 29
Durchgeführte Eingriffe wegen Neoplasie	n = 53	n = 63
*Immunglobulingabe:	OP-Tag 1. Tag pop	je 0,25 g/kg Körpergewicht

Tabelle 2. Präoperative Risikofaktoren

	Therapiegruppe (n = 90)		Kontrollgruppe (n = 90)
Diabetes	n = 4		n = 3
kardial	n = 8		n = 9
pulmonal	n = 13	(p = 0,02)	n = 4
Zweiteingriff	n = 13		n = 12
Z. n. Radiatio	n = 2		n = 2

(Tabelle 2): mit Hilfe der Lungenfunktionsmessung waren in der Therapiegruppe statistisch signifikant mehr Patienten mit pulmonal erhöhtem präoperativen Risiko gefunden worden.

Ergebnisse

Infektionsraten

In der Therapiegruppe fanden sich statistisch signifikant weniger Wundinfekte (Abb. 2) und auch die Pneumonierate war hier deutlich geringer – und dies, obwohl die Zahl der Patienten mit pulmonal erhöhtem Risiko größer war. Der Unterschied in der Pneumonierate war allerdings auf dem 0,05-Niveau nicht signifikant.

Weitere Komplikationen (Abb. 3)

Beide Gruppen unterschieden sich nicht signifikant in den anderen hier erfaßten Komplikationen – wie Nahtinsuffizienz, Zahl der Reeingriffe, postoperative Sepsis oder Klinikletalität. Dies hatten wir allerdings auch nicht erwartet, denn eine Nahtinsuffizienz und die sich daran anschließende Sepsis beruhen wohl eher auf lokalen Problemen; sie können weniger durch die Gabe eines einzelnen Medikamentes als vielmehr durch entsprechende chirurgische Technik vermieden werden.

Postoperative Immunglobulinspiegel (Abb. 4)

Bis zum 7. Tag pop waren in der Therapiegruppe stets signifikant höhere Immunglobulin-G-Konzentrationen als in der Kontrollgruppe zu beobachten,

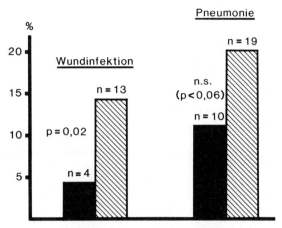

Abb. 2. Wundinfektions- und Pneumonierate in Therapie- und Kontrollgruppe

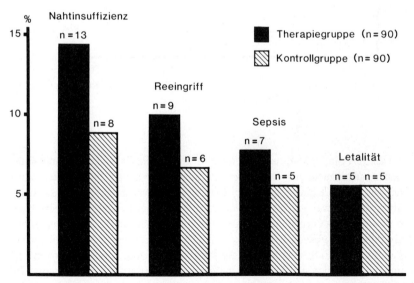

Abb. 3. Nahtinsuffizienz, Reeingriff, Sepsis und Letalität in Therapie- und Kontrollgruppe

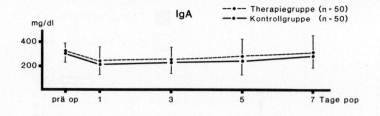

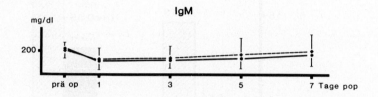

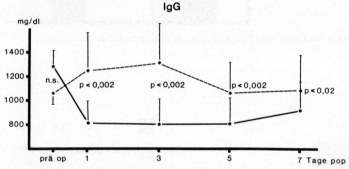

Abb. 4. Immunglobulinkonzentrationen in der Therapie- und Kontrollgruppe bei Patienten mit ungestörtem postoperativen Verlauf

auf die IgA- und IgM-Konzentrationen wirkte sich die Gabe von Immunglobulinen hingegen nicht aus. Daß in der Therapiegruppe höhere IgG-Konzentrationen als in der Kontrollgruppe zu finden waren, war zu erwarten gewesen – überraschend war jedoch die Beobachtung, daß bei Patienten mit gestörtem postoperativen Verlauf die IgG-Konzentrationen (auch in der Therapiegruppe) absanken. Wie Abb. 5 zeigt, sanken in der Therapiegruppe die IgG-Spiegel bei Patienten mit tödlichem Verlauf der Peritonitis bis zum 7. postoperativen Tag und unterschieden sich dann nicht mehr von den Werten der Kontrollgruppe. Es muß gefragt werden, ob spätestens zu diesem Zeitpunkt die Immunglobulingabe hätte wiederholt werden sollen.

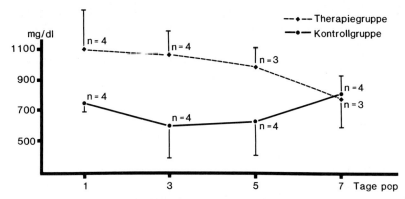

Abb. 5. Immunglobulinverlauf bei Patienten mit letaler Peritonitis und Sepsis

Kosten-Nutzen-Analyse

Es erhebt sich die Frage, ob eine Immunglobulinprophylaxe bei Patienten mit erhöhtem Infektionsrisiko in der hier durchgeführten Form erfolgen sollte. Dies ist nicht zuletzt eine Kostenfrage und so müssen Parameter erarbeitet werden, die eine Kosten-Nutzen-Relation zulassen. Wir haben aus diesem Grunde die postoperative Hospitalisierungszeit, die Beatmungsdauer, die Aufenthaltsdauer auf der Intensivstation, die Dauer der postoperativen Infusionstherapie und den postoperativen Antibiotikaverbrauch bestimmt (Tabelle 3).

Beide Gruppen unterschieden sich hinsichtlich der erwähnten Parameter nur unwesentlich voneinander. So ist zu folgern, daß eine generelle Prophylaxe mit Immunglobulinen – trotz des statistisch signifikanten Einflusses auf die Infektionsraten – aus Kostengründen nicht empfohlen werden kann. Es müssen

Tabelle 3. Parameter zur Erstellung einer Kosten-Nutzen-Analyse

	Therapiegruppe (n = 90)	Kontrollgruppe (n = 90)
Hospitalisierungszeit pop (Tage)	16 (9 –55)*	15 (8– 63)*
Beatmungsdauer (Std.)	7 (2,5–25)*	8 (3–612)*
Aufenthalt auf der Intensivstation (Tage)	1 (0 –14)*	1 (0– 36)*
Infusionstherapie pop (Tage)	7 (4 –30)*	7 (2– 38)*
Antibiotikagabe pop	25,6%	28,9%

*Alle Angaben Median (Bereich)

vielmehr Patientenzielgruppen erarbeitet werden, die besonders infektgefährdet sind. Wir rechnen hierzu ältere Patienten, bei denen eine Gastrektomie oder ein Magenhochzug (bei Ösophaguskarzinom) geplant wird. Findet sich bei diesen Patienten zusätzlich praeoperativ ein erhöhtes pulmonales Risiko, sollte die Immunglobulinprophylaxe erfolgen.

Immunglobulintherapie bei erhöhtem Endotoxinspiegel?

Die vorliegenden Untersuchungen haben demnach den Stellenwert einer Immunglobulinprophylaxe verdeutlichen können. Ob desweiteren bei Patienten, bei denen eine septische Komplikation aufgetreten ist, die Therapie mit Immunglobulinen den postoperativen Verlauf beeinflussen könnte, sollte in Zukunft in einer prospektiven Studie abgeklärt werden.

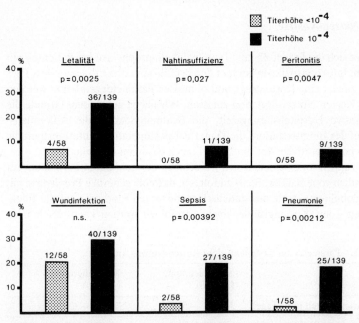

Abb. 6. Komplikationen bei „endotoxin-positiven" und „-negativen" Patienten. Die Untersuchung erfolgte prospektiv über ein Jahr auf der Intensivstation. Sämtliche Patienten, bei denen Endotoxin wenigstens bei einer Verdünnung von 1:10000 gefunden wurde, wurden als „endotoxin-positiv" bezeichnet. Wie ersichtlich, waren Letalität, Nahtinsuffizienz, Peritonitis, Pneumonie und Sepsis bei endotoxin-positiven Patienten statistisch signifikant häufiger zu beobachten. Lediglich in den Wundinfektionsraten unterschieden sich endotoxin-positive und -negative Patienten nicht voneinander, da Wundinfekte zu einem nicht unbeträchtlichen Teil von gram-positiven Keimen hervorgerufen wurden

Die Frage ist deshalb schwierig zu beantworten, weil die Therapie einerseits bei Patienten durchgeführt werden müßte, die nicht so infaust erkrankt sind, daß alle Maßnahmen zu spät kommen (wie dies z. B. bei Patienten mit Sepsis, Nahtinsuffizienz und einem sich daran anschließendem allgemeinen Organversagen der Fall ist). Bei solchen Patienten ist es kaum vorstellbar, daß durch die Gabe eines einzelnen Medikamentes der Verlauf günstig beeinflußt wird.

Andererseits sollten aber in eine Therapiestudie auch nicht Patienten aufgenommen werden, die nur leichtere Infektionen (wie einen isolierten Wundinfekt, einen Abszeß oder eine isolierte Pneumonie) aufweisen – Infektionen, die

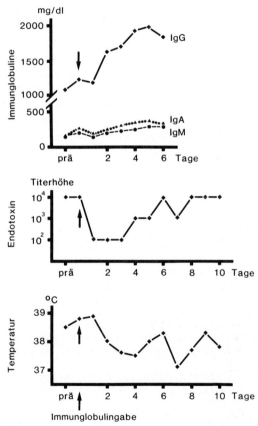

Abb. 7. Endotoxin-, IgG- und Temperaturverlauf bei einem Patienten mit Sepsis und gleichzeitiger Immunglobulintherapie. Bei dem Patienten bestand ein subhepatischer Abszeß nach Resektion eines bösartigen Lebertumors, gleichzeitig eine Abwehrschwäche infolge Cytostase. Nach Immunglobulingabe kam es zunächst zu einem raschen Abfall des Endotoxintiters, der Patient konnte am 10. Tag nach Therapie die Intensivstation verlassen

letzten Endes auch durch andere Maßnahmen, wie z. B. durch rechtzeitige Abszeßdrainage, Relaparotomie oder ausreichende Antibiotikatherapie, sinnvoll angegangen werden können.

Wir bemühen uns deshalb z. Zt. darum, Parameter zu erarbeiten, die eine Sepsis eindeutiger als bisher definieren lassen und die es uns desweiteren ermöglichen, über den Schweregrad der Sepsis eine Aussage zu machen. Zu diesem Zweck wird täglich bei sämtlichen Patienten auf der Intensivstation die Endotoxin-Bestimmung mit Hilfe des Limulus-in-vitro-Testes durchgeführt [4]. Patienten, bei denen Endotoxin im Plasma bei einer Titerstufe von 10^{-4} nachweisbar ist, werden als „endotoxin-positiv" bezeichnet. Es zeigte sich, daß diese Patienten deutlich schwerer erkrankt waren als die übrigen Patienten, bei denen Endotoxin nicht in gleicher Weise gefunden wurde (Abb. 6).

Allerdings ist eine einmalige Titererhöhung nicht so aussagekräftig wie die Verlaufsbestimmung: ist Endotoxin über mehrere Tage nachweisbar, oder finden sich nach zunächst unauffälligem Verlauf plötzliche Titeranstiege, wirkte sich dies prognostisch besonders ungünstig aus. Es fragt sich deshalb, ob die Gabe von Immunglobulinen unter diesen definierten Bedingungen einen Nutzen haben könnte. Dies wird z. Zt. in einer randomisierten Studie überprüft. Die ersten Befunde zeigen (Abb. 7), daß sich durch eine solche Gabe – zumindest kurzfristig – der Endotoxinspiegel senken läßt. Ob dies auch der Prognose der Erkrankung zugute kommen wird, bleibt weiteren Untersuchungen vorbehalten.

Literatur

1. Duswald KH, Müller K, Seifert J, Ring J (1980) Wirksamkeit von i. v. Gammaglobulin gegen bakterielle Infektionen chirurgischer Patienten: Ergebnisse einer kontrollierten randomisierten klinischen Studie. Münch med Wschr 122: 832
2. Grundmann R, Dixius M, Reimer P, Hofferek B (1983) Zum Wert einer regelmäßigen Dokumentation von Wundinfektions- und Komplikationsrate nach allgemeinchirurgischen Eingriffen. Zbl Chirurgie 108: 1485
3. Grundmann R, Reimer P, Pichlmaier H (1984) Benefits of Regular Documentation of Wound Infection and Complication Rates after Gastric and Colon Resection. Dig Surg 1: 50
4. Grundmann R, Papavasiliou T (1984) Die regelmäßige Endotoxinbestimmung auf der Intensivstation nach großen chirurgischen Eingriffen – Eine Pilotstudie. Intensivmed 21: 176
5. Grundmann R, Weber F, Pichlmaier H: Erfahrung mit einer zweijährigen Qualitätskontrolle nach allgemein- und gefäßchirurgischen Eingriffen bei 3193 Patienten. Chirurg (im Druck)
6. Arzneimittelbrief (1981) Sinn und Unsinn der Gammaglobulinanwendung 15: 69

Splenektomie – Auswirkungen auf den Immunglobulinspiegel und Infektionshäufigkeit

J. Seifert, S. Brieler, F. Reese und W. Sass

Die folgenden zwei Fallberichte sollen zeigen, welche Bedeutung das Organ „Milz" bei Infektionen haben kann.

Fall 1

Im 26. Lebensjahr wurde bei einer Patientin nach einem Autounfall eine Splenektomie durchgführt. 10 Jahre später, inzwischen ist sie Mutter von 3 Kindern geworden, fühlte sich die Patientin nach einem Urlaubsaufenthalt plötzlich unwohl, bekam hohes Fieber mit Schüttelfrost, Kopfschmerzen, diffusen Oberbauchschmerzen und Schmerzen in der Rücken- und Wadenmuskulatur. Etwa 20 Stunden nach Krankheitsbeginn, bei der Aufnahme in eine Intensivstation, bestand bereits ein schwerer Schockzustand mit Verbrauchskoagulopathie, der durch sämtliche therapeutische Maßnahmen wie Volumensubstitution, Antibiotika, Prednisolon, Substitution von Gerinnungsfaktoren etc. völlig unbeeinflußt blieb. 32 Stunden nach Krankheitsbeginn verstarb die Patientin. Die Blutkultur erbrachte eine massive Infektion mit Diplococcus pneumoniae.

Fall 2

Ein 45jähriger Patient wurde 6 Monate nach einer Erstversorgung infolge eines Unfalls, wobei die Milz entfernt werden mußte, zur Nachuntersuchung in das Krankenhaus einbestellt. Unter den üblichen sterilen Kautelen wurde ihm Blut abgenommen. Vom äußerlichen Aspekt und subjektiven Befinden ging es dem Patienten zu diesem Zeitpunkt ausgezeichnet. Vier Stunden nach der Blutabnahme, der Patient befand sich noch im Krankenhaus, klagte er über Schwindelgefühl, Schüttelfrost und Übelkeit. Die Diagnose „Infektion" wird sofort gestellt und entsprechende therapeutische Maßnahmen bis hin zur Intensivmedizin wurden eingeleitet. 24 Stunden später ist der Patient tot. Die gerichtsmedizinische Untersuchung ergab: Pneumokokkensepsis, wobei die Eintrittspforte höchstwahrscheinlich die Venenpunktion am Unterarm war.

Diese beiden Fälle und ähnliche in der Literatur beschriebene waren der Anlaß, die Folgen einer Splenektomie in Bezug auf das Infektionsrisiko etwas näher zu untersuchen. In der Bundesrepublik Deutschland werden jährlich ca. 10000 Splenektomien durchgeführt. Auch in der Kieler Universitätsklinik ist die Indikation für eine Splenektomie in den vergangenen Jahren relativ großzügig gestellt worden, so daß in den letzten 10 Jahren allein wegen Verletzung der Milz 150mal das Organ entfernt werden mußte. Diese 150 Patienten wurde prospektiv nachuntersucht. Besonderes Augenmerk wurde bei den noch lebenden Patienten auf die Frage gerichtet:
Haben Infektionen nach Milzentfernung auffällig zugenommen? Diese Frage mußte in einem Fragebogen vom Patienten beantwortet werden, wurde beim behandelnden Hausarzt zusätzlich kontrolliert, wurde mündlich bei dem Termin der Nachuntersuchung nocheinmal detailliert abgefragt. Weiterhin wurde bei diesen Patienten die humorale Immunantwort durch die quantitative Bestimmung von IgG, IgA und IgM geprüft und eine zelluläre Abwehrschwäche durch einen Hauttest auf Recall-Antigene abgefragt. Darüberhinaus wurden eine ganze Reihe von üblichen Laborparametern erfaßt, von denen jedoch nur noch Fibronectin und möglicherweise die Thrombozytenzahl für das Thema relevant sind. Die wichtigste Frage, und zwar im Blick auf die beiden Fallberichte, war jedoch: Sind in dem Beobachtungszeitraum splenektomierte Patienten verstorben und wenn ja, möglicherweise an einer schweren Infektion?
Die erste Antwort ist leicht zu geben. Von den 150 Patienten verstarben 16, das sind etwa 10%. Die Frage nach der Infektion war schwieriger zu beantworten. Nach intensivem Befragen der Angehörigen und zuständigen Ämter kristallisierte sich dann heraus, daß 4 Patienten von den 16 verstorbenen an einer schweren Infektion gelitten hatten, die als Sepsis nach Splenektomie interpretiert werden muß.
Wie Tabelle 1 zeigt, werden von anderen Autoren bei teilweise größerer Beobachtungszahl ähnliche Letalitätsraten wie in Kiel angegeben. Durchschnittlich liegt die Rate an tödlich verlaufenden Infektionen bei 2,6%, und das bezieht sich auf Splenektomien im Erwachsenenalter.
Untersucht man die überlebenden splenektomierten Patienten, so stellt sich heraus, daß nicht alle Patienten über gehäufte Infektionen klagen, sondern nur etwa 20%.

Tabelle 1. Häufigkeit tödlicher Infektionen nach Splenektomie

Autor	Zahl der Fälle	Letalität
Singer 1973	2.795	2,5%
O'Neal 1981	256	2,7%
Sekikawa 1983	177	2,8%
Reese 1985	150	2,6%

Tabelle 2. Relevante Parameter bei Patienten nach Splenektomie

	mit gehäuften Infektionen	ohne gehäufte Infektionen
IgM	98 ± 11	160 ± 14
Hauttest	4 ± 1	8 ± 2
Fibronectin	21 ± 1	35 ± 4
Trombozyten	318270	320000

Bei der vorliegenden retrospektiven Studie ist die Infektionshäufigkeit von 20% gut abgesichert. Man darf diese Zahl jedoch nicht so für sich stehen lassen. Sie muß verglichen werden mit einer Kontrollgruppe von Patienten, die ein ähnliches Trauma erlitten haben wie die Splenektomierten, bei denen jedoch die Milz erhalten blieb. Eine solche echte Vergleichsgruppe konnte in unserem Krankengut nicht gefunden werden. Auch andere Autoren haben eine solche Kontrollgruppe nicht angegeben. Sie haben sich vielmehr auf die Häufigkeit von Infektionen nach anderen Operationen bezogen und diese liegt unter 1%.

Um von dem Problem der richtigen Kontrollpatienten wegzukommen, wurden die untersuchten splenektomierten Patienten in eine Gruppe mit und eine Gruppe ohne gehäufte Infektionen aufgeteilt, wie Tabelle 2 zeigt. Nur bei der Betrachtung von IgM, dem Hauttestergebnis und Fibronectin ergaben sich auffällige Unterschiede. IgM ist signifikant erniedrigt bei splenektomierten Patienten mit gehäuften Infektionen. Aber auch die Hauttestreaktion ist sehr stark herabgesetzt und weiterhin der Gehalt an Fibronectin im Serum. Alle drei Parameter sind wichtig für die Abwehr vor allem von bakteriellen Infektionen. Ein kausaler Zusammenhang zwischen der Verminderung dieser Paramter und dem Auftreten von häufigen Infektionen scheint offensichtlich zu sein. Es ist jedoch auch denkbar, daß häufige Infektionen bei splenektomierten Patienten zu einer Verminderung dieser Faktoren führen. Da diese Untersuchung nicht die einzige ist, die auf erniedrigte IgM-Werte und häufige Infektionen bei splenektomierten Patienten aufmerksam macht (Tabelle 3) und dieser Tatbestand schon seit einigen Jahren bekannt ist, knüpft sich daran eine therapeutische Überlegung, die bisher nicht realisierbar war. Möglicherweise kann den vorher spezifizierten splenektomierten Patienten mit gehäuften Infektionen durch eine IgM-Substitution geholfen werden.

Tabelle 3. IgM-Verminderung bei Patienten nach Splenektomie

Nitsche 1976	30%
Winkelmeyer 1981	40%
Schmeck 1984	25%
Reese 1985	40%

Daß die Milz auch bei Erwachsenen für die Infektionsabwehr ein wichtiges Organ ist, soll zum Schluß noch durch eine andere Beobachtung unterstrichen werden.

Im Rahmen einer Multicenterstudie wurde bei 300 Patienten überprüft, ob eine schwere Peritonitis durch zusätzliche Gammaglobulingaben therapeutisch beeinflußt werden kann. Im Rahmen dieser Studie waren auch 10 splenektomierte Patienten. Während die Letalität der Gesamtstudie 42% betrug, war die Letalität bei den splenektomierten Patienten 100%. Das bedeutet, daß eine schwere Infektion von Patienten ohne Milz ohne Substitution der fehlenden Abwehrfaktoren nicht überstanden werden kann.

Literatur

1. Nitsche D, Thiede A, Zierott G (1976) Postoperative Veränderungen der Immunglobuline nach Splenektomie. Langenbecks Arch. Chir. 340: 213–218
2. O'Neal BJ, McDonald JC (1981) The risk of sepsis in the asplenic adult. Ann. Surg. 194: 775
3. Reese F (1985) Persönliche Mitteilung
4. Schneck HJ, von Hundelshausen B, Tempel G, Oberdorfer A, Rastetter J (1984) Verhalten der Immunglobuline nach traumatologisch indizierter Splenektomie. Fortschr. Med. 102: 263–268
5. Sekikawa T, Shatney CH (1983) Septic sequelae after splenectomy for trauma in adults. Am J. Surg. 145: 667–673
6. Singer DB (1973) Post splenectomy sepsis. In: Roseberg HS, Bolande RP (Hrsg) Perspectives in Paediatric Pathology. Yearbock, (1973) Medical Publishers Chicago
7. Winkelmeyer M, Littmann K, Thraenhart O, Tichy G, Kuwert EK, Eigler FW (1981) Veränderungen des humoralen und zellulären Immunsystems nach Splenektomie. Klin. Wschr. 59: 485–493

Immunglobulinsubstitution bei Patienten mit multiplem Myelom und sekundärem Immundefekt – Anti-Lipid-A-Antikörper im Serum und Infektionshäufigkeit

I. Schedel

Seit längerer Zeit ist bekannt, daß bei mehr als 60% der Patienten mit multiplem Myelom infolge des sekundären Immundefektes gehäuft Infektionen auftreten [1]. Große Sektionsstatistiken haben gezeigt, daß bei etwa 50% der Patienten mit multiplem Myelom bakterielle Infektionen die unmittelbare Todesursache darstellen [2]. Hierbei handelt es sich nach früheren Untersuchungen in mehr als 80% der Fälle um gramnegative Infektionen [3].
Frühere Untersuchungen unserer Gruppe haben gezeigt, daß Prognose und Häufigkeit infektiöser Komplikationen nicht mit der Verminderung des polyklonalen Serum-IgM bei Patienten mit IgG- oder IgM-Paraproteinämie korrelieren. In der vorliegenden Arbeit wurde die hinsichtlich des Auftretens infektiöser Komplikationen prospektive Bedeutung spezifischer Antikörper gegen Endotoxin-Determinanten gramnegativer Bakterien untersucht. Als Testantigene dienten dabei Präparationen von Lipid A, das als weitgehend kreuzreagierendes Gruppenantigen der Endotoxine der meisten klinisch relevanten gramnegativen Bakterien anzusehen ist, sowie Lipopolysaccharid Re, das zusätzlich zum Lipid A Determinanten des Core-Polysaccharids gramnegativen Lipoproteins enthält. Die Determinanten dieses LPS-Anteils zeigen innerhalb einer Reihe von gramnegativen Bakterien-Spezies weitgehende immunologische Kreuzreaktionen [4].
Zusätzlich wurde eine prospektiv randomisierte klinische Untersuchung durchgeführt, die über die Wirksamkeit von Immunglobulin-Präparationen hinsichtlich des Auftretens infektiöser Komplikationen bei diesen Patienten Auskunft geben sollte.

Patienten und Methoden

136 Patienten mit multiplem Myelom mit sekundärem humoralem Immundefekt (Serum-IgM-Konzentration < 0,5 g/l und IgG- oder IgA-Paraproteinämie; klinisches Stadium II und III nach der Klassifikation von Durie und Salmon) [5] wurden in die Untersuchungen einbezogen. Die Patienten wurden zytoreduktiv

nach klinischen Erfordernissen therapiert. Die Kontrollgruppe bestand aus 50 gesunden Blutspendern.

Kriterien für die Aufnahme in diese Studie waren:
- Diagnose eines multiplen Myeloms (Kriterien nach Ossermann);
- sekundärer humoraler Immundefekt (IgM < 0,5 g/l bei IgG- und IgA-Paraproteinämie);

Die „Infektionen" wurden wie folgt definiert:
- Klinische Zeichen einer respiratorischen Infektion (Husten, Auswurf, physikalische und radiologische Pneumoniezeichen);
± mindestens einer der folgenden Parameter:
- Fieber > 38,5 °C,
- bakteriologisch positive Sputumkultur,
- Leukozytose (> 10000 Zellen/µl).

Semiquantitative Bestimmung von Serum-Antikörpern gegen LPS-Determinanten

Für die Bestimmung von Antikörperaktivität gegen LPS-Determinanten wurde ein ELISA entwickelt. Als Testantigene dienten Lipid A und LPS-Re (List Biological Lab. Campbell, California, USA) aus Salmonella minesota R595. Die Methode wurde detailliert früher beschrieben [6].

Ergebnisse

Tabelle 1 gibt die Art und Häufigkeit von Infektionskrankheiten bei 94 Patienten mit multiplem Myelom innerhalb eines Beobachtungsjahres an. Danach waren in diesem Kollektiv 52 der 94 Patienten (55%) symptomatisch. Häufigste Infektionen stellten akute und chronische Bronchitiden, Bronchopneumonien sowie Harnwegsinfekte dar.

Tabelle 1. Häufigkeit von Infektionen bei Patienten mit multiplem Myelom (n = 93) während eines Beobachtungszeitraums von einem Jahr

Infektion	Anzahl der Patienten	
	n	%
akute/chronische Bronchitis	35	37,2
Pneumonie	7	7,4
Harnwegsinfektionen	5	5,3
Andere	5	5,3
Gesamt	52	55,3

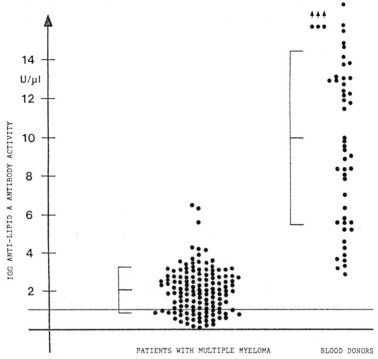

Abb. 1. IgG-Anti-Lipid-A-Antikörperaktivität in Seren von Patienten mit multiplem Myelom und von gesunden Blutspendern

Abbildung 1 zeigt, daß im Serum von Patienten mit Plasmozytom im Vergleich zu gesunden Erwachsenen signifikant geringere Antikörperaktivitäten gegen Lipid A gefunden wurden.

Tabelle 2 zeigt, daß Patienten, die eine Anti-Lipid-A-Antikörper-Konzentration im Serum aufwiesen, die unter dem 2-Sigma-Bereich des Normalwertes

Tabelle 2. IgG-Anti-Lipid-A-Aktivität im Serum von Patienten mit multiplem Myelom mit und ohne Infektionen im Beobachtungszeitraum von einem Jahr

Anti-Lipid- A-Ak	Patienten mit Infektionen	%	Patienten ohne Infektionen	%	Total	χ^2 Test
Normal	20	19,4	83	80,6	103	p 0,0001
Vermindert (< 2 σ normal)	27	81,8	6	18,2	33	

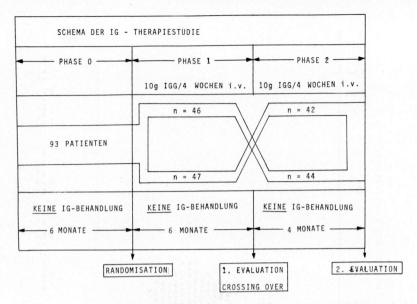

Abb. 2. Anlage der klinischen Therapiestudie zur Beurteilung des Effektes einer Immunglobulintherapie auf die Infektionshäufigkeit

gesunder Spender lag, in über 80% im Laufe eines Beobachtungsjahres hinsichtlich infektiöser Komplikationen symptomatisch waren. Dagegen wiesen Patienten mit einer Serum-Anti-Lipid-A-Antikörper-Konzentration innerhalb des Normbereiches gesunder Erwachsener kein gesteigertes Infektionsrisiko auf. Damit ergibt sich in der Bestimmung der Lipid-A-Antikörper-Konzentration im Serum bei Patienten mit multiplem Myelom ein Parameter, der prognostisch hinsichtlich des Auftretens infektiöser Komplikationen bei diesen Patienten aussagekräftig ist.

In einer klinischen prospektiven randomisierten Untersuchung wurde der Effekt intravenöser Immunglobulin-G-Applikationen auf die Häufigkeit infektiöser Komplikationen bei Patienten mit multiplem Myelom und sekundärem Immundefekt untersucht.

Die Studienanlage sowie die Häufigkeit infektiöser Komplikationen in verschiedenen Patientenkollektiven sind in Abbildung 2 zusammengefaßt. 93 Patienten, die die Aufnahmekriterien erfüllten, wurden in die Studie aufgenommen. In einem sechsmonatigen Beobachtungszeitraum vor Studienaufnahme litten 60 von 93 Patienten (65%) an infektiösen Komplikationen, wie zunächst retrospektiv bei Aufnahme ermittelt wurde (Abb. 3). Nach Randomisierung entfielen 46 Patienten auf die Gruppe, die zunächst für einen Zeitraum von 6 Monaten 10 g

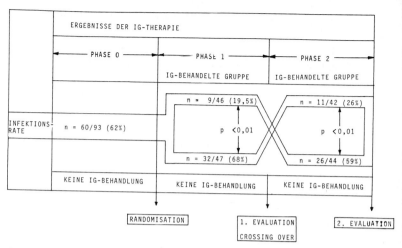

Abb. 3. Ergebnisse der klinischen Therapiestudie „Häufigkeit von Infektionen bei den in die Studie einbezogenen Patienten mit multiplem Myelom"

Immunglobulin G (Intraglobin, Biotest, Frankfurt) im Abstand von 3–4 Wochen intravenös erhielten. In dieser Gruppe traten bei 9 von 46 Patienten (19,5%) Infektionen auf, dagegen waren bei 32 von 47 Patienten (68%) der im gleichen Zeitraum nicht immunglobulinbehandelten Kontrollgruppe Infektionen aufgetreten. Die Verminderung der Infektionsrate in der immunglobulinbehandelten Gruppe ist signifikant sowohl gegenüber der zur gleichen Zeit nicht behandelten Patientengruppe wie auch gegenüber der vor Eintritt in die Untersuchungen retrospektiv ermittelten Infektionshäufigkeit am Gesamtkollektiv. Nach dieser ersten 6monatigen Phase wurde ein Crossover der Randomisierungsgruppen durchgeführt. 42 Patienten aus der in der ersten Studienphase nicht immunglobulinbehandelten Patientengruppe wurden nun in Abständen von 3–4 Wochen jeweils 10 g Immunglobulin G intravenös verabreicht. 44 Patienten aus der im ersten Studienabschnitt immunglobulinbehandelten Gruppe wurden nun nicht mehr mit Immunglobulin behandelt und dienten als Kontrollkollektiv. Bei 11 von 42 Patienten (26%) traten unter Immunglobulintherapie in diesem Studienabschnitt Infektionen auf. Diese Infektionsrate liegt signifikant niedriger sowohl gegenüber der in diesem Studienabschnitt nicht immunglobulintherapierten Gruppe, wo bei 26 von 44 Patienten (59%) Infektionen auftraten, wie auch signifikant gegenüber der Rate infektiöser Komplikationen dieses Kollektivs im ersten Studienabschnitt.

Die Untersuchungen zeigen, daß die Bestimmung von Antikörpern gegen Determinanten gramnegativen Endotoxins (Lipid A) eine prognostische Bedeutung hinsichtlich des Auftretens infektiöser Komplikationen bei diesen Patienten besitzt.

Die hier dargestellten klinischen Untersuchungen zeigen, daß die Applikation von Immunglobulin-G-Präparaten in der im Rahmen dieser Untersuchungen gewählten Dosierung bei Patienten mit multiplem Myelom und sekundärem Immundefekt zu einer signifikanten Senkung der Rate infektiöser Komplikationen führt. Aus diesen Ergebnissen läßt sich die Empfehlung ableiten, Patienten mit sekundärem humoralen Immundefekt bei Plasmozytom durch den klinischen Verlauf sowie durch die Bestimmung spezifischer LPS-Antikörper nach erhöhtem Infektionsrisiko zu selektionieren und diese Patienten einer konsequenten Immunglobulinsubstitution zuzuführen.

Literatur

1. Barandun S, Morell A, Skvaril F, Keller H (1975) Immunopertubation in paraproteinemia. Birth Defects (Original Article Series) 11: 95–98
2. Twomey JJ (1973) Infections complicating multiple myeloma and chronic lymphocytic leukemia. Arch Intern Med 132: 562–565
3. Meyers BR, Hirschman SZ, Axelrod JA (1972) Current patterns of infection in multiple myeloma. Am J Med 52: 87–92
4. Galanos C, Freudenberg MA, Hase S, Jay F, Ruschmann E (1977) Biological activities and immunological properties of lipid A. In: Schlessinger D (ed.): Microbiology. American Society for Microbiology, Washington, DC pp 269–276
5. Durie BG, Salmon SE (1975) A clinical staging system for multiple myeloma. Cancer 36: 842–854

Lipid A und Anti-Lipid-A – Strukturen, Eigenschaften und Wirkungsmechanismen

C. Galanos

Man weiß seit mehr als 100 Jahren, daß die Freisetzung von Komponenten der Bakterienoberfläche in enger Beziehung zu vielen pathophysiologischen Reaktionen des Organismus bei gramnegativen Infektionen steht. Diese Komponenten sind fest in der äußeren Bakterienzellwand verankert und werden normalerweise von lebenden Bakterien nicht freigesetzt. Ihre Freisetzung im Wirtsorganismus erfolgt erst nach Abtötung und Lyse der Bakterien [1]. Daher werden diese toxischen Komponenten im Gegensatz zu Exotoxinen, die von lebenden Bakterien freigesetzt werden, Endotoxine genannt. Aufgrund ihrer exponierten Lage auf der Bakterienoberfläche spielen die Endotoxine eine zentrale Rolle bei der Auseinandersetzung der Bakterien mit den Abwehrmechanismen des Wirtsorganismus. Nach Kontakt mit gramnegativen Bakterien werden Antikörper gebildet, die hauptsächlich mit den auf den Endotoxinen exprimierten Antigenstrukturen reagieren.

Bakterielle Endotoxine zeigen ein breites Spektrum von biologischen Aktivitäten. Zu den bekanntesten zählen Fiebererzeugung, Blutbildveränderungen, Induktion der lokalen und generalisierten Schwartzman-Reaktion, hämodynamische Veränderungen bis hin zur Erzeugung eines letalen Schocksyndroms [2]. Obwohl Endotoxine zuerst durch ihre toxischen Eigenschaften auffielen, konnte im Laufe der Jahre nachgewiesen werden, daß sie außerdem eine Zahl positiver biologischer Eigenschaften besitzen. Zu den bedeutendsten zählen hier die Stimulierung des Immunsystems, die Erzeugung einer unspezifischen Resistenz gegen Infektionen und die Fähigkeit der Endotoxine, zumindest im Tierversuch bösartige Tumoren zu nekrotisieren.

Chemisch sind Endotoxine Lipopolysaccharide, also Makromoleküle, die aus einem Zuckeranteil, dem Polysaccharid, und einem Lipidanteil, dem sog. Lipid A, bestehen [3]. Abb. 1 zeigt eine schematische Darstellung des Endotoxinmoleküls. Im Polysaccharidanteil unterscheidet man zwei Regionen: das O-spezifische Polysaccharid und das sog. Kern-Oligosaccharid. Das O-Polysaccharid besteht aus sich wiederholenden Oligosaccharideinheiten. Die Struktur des O-Polysaccharids variiert von Bakterienstamm zu Bakterienstamm und trägt die serologische Spezifität des gesamten Lipopolysaccharidmoleküls und damit des

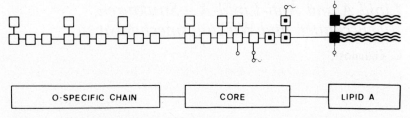

Abb. 1. Schematische Darstellung des *Salmonella* Lipopolysaccharids

dazugehörigen Stammes. In der Natur gibt es eine sehr große Anzahl von Lipopolysacchariden, die sich in der Struktur des O-Polysaccharids unterscheiden. Das O-Polysaccharid stellt somit eine hochvariable Region des Lipopolysaccharidmoleküls dar. Das Kern-Oligosaccharid ist in seinem chemischen Aufbau weniger variabel: Es besteht normalerweise aus durchschnittlich 10–12 Zuckereinheiten und enthält zwei für Lipopolysaccharide charakteristische Zucker, eine Ketodesoxyoktansäure – das sog. KDO – und Heptose. Bei den Enterobacteriaceaen sind im Gegensatz zu den vielen unterschiedlichen O-Polysacchariden nur 6 verschiedene Kern-Oligosaccharidtypen bekannt, die auch noch in ihrem inneren Teil sehr ähnlich sind [4].

Abbildung 2 zeigt die chemische Struktur des Lipid A, des eigentlich konservativen Teils des Lipopolysaccharidmoleküls. Die Aufklärung der chemischen

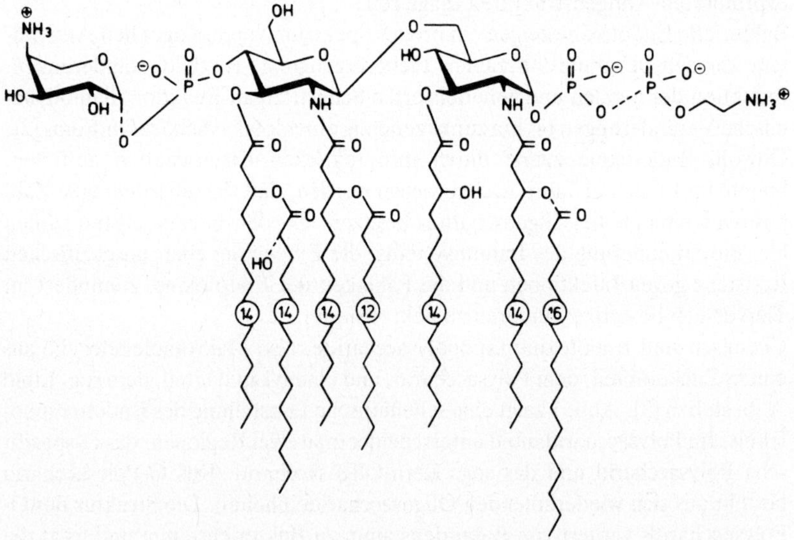

Abb. 2. Chemische Struktur des *Salmonella* Lipoid A. (nach Rietschel et al. [5])

Struktur von Lipid A wurde durch intensive Forschungsarbeit vieler Arbeitsgruppen, insbesondere der von Rietschel und Mitarbeiter, in den letzten Jahren erreicht [5]. Das Lipid A besteht aus einem Glukosamindisaccharid, welches in β-1-6-Stellung gebunden ist. Es enthält Phosphat an Position 1 des reduzierenden und an Position 4 des nicht-reduzierenden Glukosamins. Eine Reihe von Fettsäuren, charakteristischerweise 3-Hydroxy-Fettsäuren, geben diesem hydrophoben Molekül den Namen. Die 3-Hydroxy-Fettsäuren sind sowohl amid- als auch esterartig, symmetrisch an Position 2 und 3 der beiden Glukosamine gebunden. Zusätzliche Fettsäuren, zumeist nicht hydroxyliert, können nun die freien Hydroxylgruppen der 3-Hydroxyfettsäuren substituieren [5]. Diese hohe Konzentration an Fettsäuren bildet den lipophilen Anker der Lipopolysaccharide in der bakteriellen Zellmembran.

R-Mutanten

Aus vielen gramnegativen Bakterienarten wurden Mutanten isoliert, die sog. R-Mutanten [6]. Aufgrund verschiedener Enzymdefekte können diese Bakterien nur ein unvollständiges Lipopolysaccharid synthetisieren (Abb. 3). Ihr charakteristisches Merkmal ist das Fehlen des O-Polysaccharids. Durch zusätzliche Enzymdefekte bei der Biosynthese des Kern-Oligosaccharids kann auch dieses mehr oder weniger defekt sein. Im Genus Salmonella gibt es sechs Hauptklassen von R-Mutanten: Ra bis Re. Lipopolysaccharide der Klasse Ra besitzen ein vollständiges Kern-Oligosaccharid. Dagegen haben Mutanten der Klasse Re

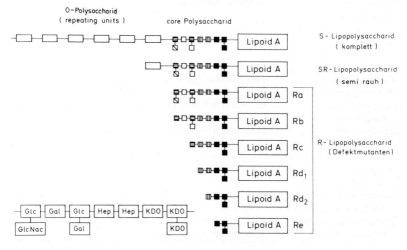

Abb. 3. Schematische Darstellung S- und R-Lipopolysaccharide

den stärksten Defekt: Ihre Lipopolysaccharide enthalten außer Lipid A nur drei KDO-Reste.

Biologische Untersuchungen, die mit S- und R-Lipopolysacchariden durchgeführt wurden, haben gezeigt, daß sich alle Lipopolysaccharide trotz großer Unterschiede im Aufbau des Zuckeranteils in ihrer biologischen Wirksamkeit qualitativ und quantitativ sehr ähnlich sind. Der Grund hierfür ist darin zu suchen, daß der eigentlich biologisch aktive Teil des Lipopolysaccharid-Moleküls das Lipoid A darstellt [3], dessen Struktur bei den meisten gramnegativen Bakterien sehr ähnlich ist. Tabelle 1 zeigt die wichtigsten biologischen Aktivitäten, die man bis heute mit isoliertem Lipid A nachweisen konnte.

Seitdem man weiß, daß Lipopolysaccharide die Haupt-Antigene der gramnegativen Bakterien sind, hat man versucht, antigene Bereiche im Molekül zu finden, die möglichst vielen Gruppen von Bakterien gemeinsam sind. Das Ziel der Suche nach diesen Antigenstrukturen des Lipopolysaccharid-Moleküls war es, durch Immunisierung mit solchen gemeinsamen antigenen Bereichen einen Schutz gegen ein möglichst breites Spektrum von gramnegativen Bakterien zu erzielen. Von der chemischen Struktur des Lipopolysaccharids aus gesehen

Tabelle 1. Biologische Aktivitäten von freiem Lipid A

Pyrogenität	Induktion unspezifischer Resistenz gegen Infektionen
Letale Toxizität bei Mäusen	Induktion von Toleranz gegen Endotoxin
Leukopenie	Induktion eines frühen Refraktärstadiums bei Temperaturänderungen
Leukozytose	Adjuvante Aktivität
Lokale Shwartzman-Reaktion	Mitogene Aktivität bei Zellen
Knochenmarksnekrose	Tumornekrotische Aktivität
Embryonale Knochenresorption	Makrophagenaktivität
Komplementaktivierung	Induktion eines Kolonie-stimulierenden Faktors
Blutdrucksenkung	Induktion der IgG-Synthese bei neugeborenen Mäusen
Plättchenaggregation	Induktion der Prostaglandinsynthese
Hageman-Faktor-Aktivierung	Induktion der Interferonproduktion
Induktion des Plasminogen-Aktivators	Induktion des tumornekrotisierenden Faktors
Limulus-Lysat-Gelierung	Induktion der Leber-Pyrovat-Kinase bei der Maus
Steigerung der Toxizität durch BCG	Freisetzung von Virus-RNA Typ C bei Milzzellen der Maus
Steigerung der Toxizität durch Adrenalektomie	Helfer-Aktivität bei "Friend Spleen Focus-forming Virus" bei Mäusen
Steigerung der dermalen Reaktion auf Epinephrin	Inhibition der Phosphoenol-Carboxykinase Hypothermie bei Mäusen

(Abb. 1) wird klar, daß hierfür das O-Antigen nicht in Frage kommt, da es eine hochvariable Region im Molekül darstellt. Anti-O-Antikörper würden daher, wenn überhaupt, nur gegen Bakterien des gleichen Serotyps schützen. Interessanter wären Antikörper gegen Strukturen im Kern-Oligosaccharid, die vielen gramnegativen Bakterien gemeinsam sind. Aus diesem Grund verwenden viele Arbeitsgruppen in der ganzen Welt seit mehreren Jahren Antigene mit R-Strukturen unter der Vorstellung, deren mögliche Schutzwirkung mit einem breiten Wirksamkeitsspektrum gegen gramnegative Bakterien zu etablieren. Das Lipid A ist noch konservativer als das Kern-Oligosaccharid, da es, wie oben dargelegt, allen gramnegativen Bakterien gemeinsam ist und seine Struktur bei diesen Bakterien sehr ähnlich, wenn nicht identisch ist. Die Immunogenität von Lipid A ist durch den Nachweis von spezifischen Anti-Lipid-A-Antikörpern nach Immunisierung mit geeigneten Impfstoffen belegt [7,8]. Zur Herstellung von Lipid-A-Impfstoffen werden auch heute noch bevorzugt Bakterien eines Re-Typs benutzt. Hierbei erfolgt eine Säurebehandlung unter Bedingungen, die zu einer Abtrennung der KDO Zuckerreste vom Lipid A und zu freiem Lipid A auf der Bakterien-Oberfläche führt. Zu diesen Bakterien mit freiem Lipid A auf der Oberfläche kann zusätzlich freies Lipid A mit physikalischen Methoden aggregiert werden. Die Immunisierung mit derartig veränderten Bakterien führt zu Antikörpern, die spezifisch mit Lipid A reagieren [7]. Die Nachweis- und Bestimmungssysteme für Anti-Lipid-A-Antikörper sind die passive Hämolyse und der ELISA-Test [9]. Die Immunisierung mit diesen Lipid-A-Impfstoffen führt nach einer einzigen Injektion zur Bildung von Anti-Lipid-A-Antikörpern. Nach einer zweiten Injektion kommt es zum Booster-Effekt mit höheren Antikörpertitern.

Im Hinblick auf die Struktur des Lipid A (s. Abb. 2) hat man versucht, die Antigen-Determinante im Molekül zu identifizieren. Abb. 4 zeigt die beiden derzeit diskutierten chemischen Strukturen.

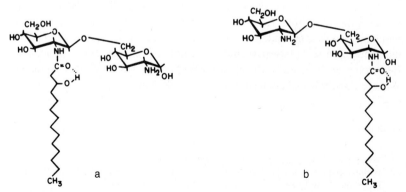

Abb. 4. Antigene Determinante von Lipid A. Eine der beiden Lipid A Teilstrukturen (A, B) stellt die antigene Determinante dar

Anti-Lipid-A-Antikörper: Biologische Bedeutung

Die Entwicklung geeigneter Vakzine und Immunisierungsverfahren ermöglicht heute das Studium der Bedeutung von Lipid-A-Antikörpern beim Infektions- und Endotoxizitätschutz.
Ein signifikanter Infektionsschutz gegen S. typhimurium durch die prophylaktische Gabe eines Lipid-A-Immunserums wurde in Mäusen, die ein aktives hämolytisches Komplementsystem besaßen, erzielt. Ein kürzlich beschriebener monoklonaler Lipid-A-Antikörper (von Menschen) konnte bei Mäusen erfolgreich gegen verschiedene gramnegative Keime eingesetzt werden [10]. Es muß erwähnt werden, daß es auch Arbeiten gibt, in denen kein Infektionsschutz mit Lipid-A-Antiseren erreicht werden konnte [11]. Weitere Untersuchungen, die mit Hilfe einzelner Antikörperklassen, die genaue Lipid-A-Spezifität definieren, und die sich mit der Komplementbeteiligung beim Infektionsschutz befassen, sind hier notwendig.
In Untersuchungen mit gereinigten Endotoxinpräparaten konnte gezeigt werden, daß Lipid-A-Antikörper sowohl schützende als auch schädigende Eigenschaften haben können. In Kaninchen schützen Lipid-A-Antikörper, unter bestimmten experimentellen Bedingungen, gegen Endotoxin-induziertes Fieber [12], in Mäusen gewährleisten sie einen Schutz gegen die abortive Wirkung von Endotoxin [13]. Der oben erwähnte monoklonale Lipid-A-Antikörper schützte Kaninchen vor den Endotoxin-induzierten lokalen Shwartzman-Sanarelli-Phänomen [10].
Eine Gewebsschädigung durch Lipid-A-Antikörper kann dann entstehen, wenn das Endotoxin im Gewebe fixiert vorliegt. Die bisherigen Untersuchungen deuten darauf hin, daß nur bestimmte Antikörper-Klassen eine Gewebsschädigung hervorrufen können, und daß sie auf diesem Weg chronische Entzündungen unterhalten können [14].
Die Forschungsarbeiten über Lipid A befinden sich – verglichen mit denen über das O-Antigen und das Kern-Oligosaccharid – noch in einem relativ frühen Stadium. Dies wird besonders dadurch verdeutlicht, daß erst vor etwa 10 Jahren die Anti-Lipid-A-Antikörper entdeckt wurden [7], über deren biologische Bedeutung auch heute noch keine ausreichenden Informationen vorliegen. Weitere Forschungsarbeiten sind hierzu erforderlich.

Literatur

1. Westphal O (1975) Int. Arch Allergy appl Immun 49: 1–43
2. Weinbaum G, Kadis S und Ajl SJ (ed.) (1971) Microbial toxins, vol 4 und 5. Academic Press, Inc, New York
3. Galanos C, Lüderitz O, Rietschel ETh und Westphal O (1977) in Int. Rev. Biochem, Biochem Lipids II, 14: 239–335

4. Lüderitz O, Galanos C, Rietschel ETh (1982) Pharmac Ther 15: 383–402
5. Rietschel ETh, Wollenweber H, Russa R, Brade H und Zähringer U (1984) Rev Infect Dis 6: 432–438
6. Lüderitz O, Galanos C, Risse HJ, Ruschmann E, Schlecht S, Schmidt G, Schulte-Holthausen H, Wheat R, Westphal O und Schlosshardt J (1966) Ann NY Acad Sci 133: 349
7. Galanos C, Lüderitz O und Westphal O (1971) Eur J Biochem 24: 116–122
8. Galanos C, Freudenberg MA, Jay F, Nevkar D, Veleva K, Brade H, Strittmatter W (1984) Rev Infect Dis 6: 546–552
9. Fink PC und Galanos C (1981) Immunobiol 158: 380–390
10. Ten NNH, Kaplan HS, Heber JM, Moore C, Douglas H, Wunderlich A und Braude AI (1985) Proc Natl Acad Sci USA 82: 1790–1794
11. McCabe WR, Bruins SC, Craven DE und Johns M (1977) J Infect Dis 136: 161–166
12. Rietschel E Th und Galanos C (1977) Infect Immun 15: 34–49
13. Rioux-Darrieulat F, Parant M und Chedid L (1978) J Infect Dis 137: 7–13
14. Westenfelder M, Galanos C, Madsen PO und Marget W (1977) Schlessinger D (ed.) Microbiology, p. 277–279. Am Soc Microbiol, Washington, DC

Schädigung von Zellen durch porenbildende bakterielle Toxine

S. Bhakdi

Alle Zellen sind von einer dünnen Membran umhüllt, bestehend aus einer Lipiddoppelschicht mit angelagerten sowie eingebetteten Proteinen. Die Aufrechterhaltung des charakteristischen und lebensnotwendigen inneren Milieus einer Zelle setzt die Intaktheit dieser Lipiddoppelschicht voraus: Die Membran dient als selektive Permeabilitätsbarriere für große und kleine Moleküle, ihre Funktion wird außerdem erweitert und unterstützt von zahlreichen membranständigen Enzymsystemen. Zellmembranen haben eine Dicke von nur 5–7 nm (~ 0,0000005 cm). Zum Vergleich hierzu: Der Durchmesser eines roten Blutkörperchens beträgt etwa 7500 nm, die Länge einer E. coli-Zelle etwa 2000–4000 nm. Die erstaunliche Stabilität von Membranen ist auf ihr wasserfreies, inneres Milieu zurückzuführen: Die wasserabstoßenden Lipidanteile der Membran halten zusammen, etwa wie Ölmoleküle in einem im Wasser schwimmenden Öltropfen. Wasserlösliche Moleküle können diese Barriere nicht ungehindert passieren.

Integrale Membranproteine: Eine neue Klasse von Eiweißkörpern

Lange Zeit blieb es unverständlich, wie Membranproteine in oder an dieser Lipiddoppelschicht orientiert seien. Eiweißkörper galten allgemein als wasserliebend: Plasmaproteine befinden sich ja frei gelöst in unserem Blut. Gibt es nun Proteine, die vielleicht bis ins Innere einer Lipiddoppelschicht hineinragen? Die Antwort hierzu kam mit der Entdeckung der sog. integralen Membranproteine zu Beginn der 70er Jahre. Diese Proteine besitzen lipidbindende Anteile bestehend aus aneinandergereihten, mit wasserabstoßenden Seitenketten versehenen Aminosäuren, die in der Membran eingebettet liegen. Solche „integralen Membranproteine" bezeichnet man als amphiphil, weil sie auch wasserliebende Anteile besitzen, die sich an der Außen- und/oder Innenseite der Membran befinden. Fortan unterschied man eben diese zwei Eiweißklassen: Die hydrophilen und die amphiphilen; ein Übergang der einen Form in die andere schien undenkbar.

Und doch stellte sich heraus, daß eine solche hydrophile-amphiphile Proteinumwandlung bei vielen biologischen Prozessen in der Tat stattfindet. Die Membranschädigung durch porenbildende Proteine bildet hierfür eins der erstentdeckten Beispiele.

Membranschädigung durch porenbildende Proteine

Das Konzept einer Membranschädigung durch Proteinporen ist einfach: Primär wasserlösliche Eiweißkörper binden an eine Zielmembran. Sie wandeln sich dabei zu integralen Membranproteinen um, indem lipidbindende Anteile auf den Molekülen exponiert werden, die in die Lipidschicht eindringen und für eine feste Verankerung des Proteins in der Membran sorgen. Während die eine, lipidzugewandte Fläche des Proteins hydrophob ist, stellt die andere eine hydrophile Fläche dar, welche die Membranlipide abstößt: Es entsteht ein Permeabilitätsdefekt, der zum freien Ionen- und Wasserflux führt. Oft lagern sich mehrere solche Proteineinheiten zusammen, so daß eine vom Fremdeiweiß gänzlich umschriebene, transmembranöse Proteinpore entsteht. Kann die Zelle dieses Loch nicht reparieren, geht sie zugrunde an den Folgen des funktionellen Zusammenbruchs ihrer Hülle.

Viele Bakterien, aber auch Protozoen und Pflanzen geben Giftstoffe ab, die die Zellen eines Makroorganismus tatsächlich auf diese Weise schädigen. Umgekehrt befinden sich im Blut jedes gesunden Säugetiers Proteine, dem sog. Komplementsystem angehörend, die auf analoge Weise die Membranen von eindringenden Fremdzellen (z. B. Bakterien) angreifen.

Im Rahmen unserer Studien wurden in den vergangenen 8 Jahren drei Proteinporen erstmalig isoliert und charakterisiert.

Die C5b-9 Komplementpore

Das Komplementsystem besteht aus einer Reihe Plasmaproteine, welche zusammen eine zentrale Rolle bei unserer Immunabwehr spielen. Das klassische System besteht aus 9 Proteinen (C1–C9), von denen die ersten 5 durch proteolytische Spaltungen in die aktive Form jeweils überführt werden. Ähnlich dem Gerinnungssystem geschieht dieses durch die Umwandlung einer Komponente in eine Protease, welche die nächste Komponente spaltet. Angeworfen wird der Prozeß meistens durch die Bindung der ersten Komplementkomponente C1 an Antikörpermoleküle, wenn sich letztere auf einem Antigen befinden. Die terminale Komplementreaktion geht mit der Bindung der letzten 5 Komponenten C5–C9 an die Zielmembran einher. Diese Eiweißkörper lagern sich zusammen und bilden eine amphiphile, hohlzylindrische Struktur, die sich in die Lipiddoppelschicht einsenkt und den transmembranösen Kanal bildet. Solche C5b-9 Eiweißzylinder wurden nach Auflösung der Membran mit Detergenzien (Seifen) in unserem Laboratorium isoliert und identifiziert [1,2]. Sie weisen einen Innenkanal von 10 nm Durchmesser auf; die Höhe der Zylinder beträgt 15 nm, von denen 4–5 nm in der Lipiddoppelschicht eingebettet sind. Bringt man das isolierte Protein mit Lipidmolekülen zusammen, so können die Poren in künstliche Lipiddoppelschichten (Liposomen) wieder eingebaut werden. Man erkennt

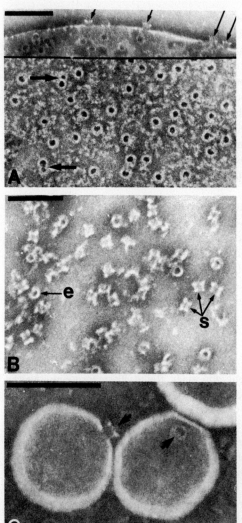

Abb. 1. Die C5b-9 Komplementpore. **a** Membran eines roten Blutkörperchens nach erfolgtem Angriff durch das menschliche Komplementsystem. Die C5b-9 Proteinporen sind als ringförmige Strukturen auf der Oberfläche sichtbar; am Membranrand stellen sie sich als senkrecht zur Oberfläche stehende, hohlzylindrische Gebilde dar (dünne Pfeile). Das „Durchlöchern" der Membran durch C5b-9 Komplexe führt bei schweren Bluttransfusionszwischenfällen zur Zerstörung der falsch transfundierten, roten Blutkörperchen im Empfängerorganismus. **b** C5b-9 Poren nach der Reinigung aus Zielmembranen, dargestellt in der Seitenansicht als Hohlzylinder und in der Aufsicht als Ringstrukturen. **c** C5b-9 Poren nach Wiedereinbau in künstliche Lipiddoppelschichten (Liposomen). In der Seitenansicht ist die Unterbrechung der Membran an der Haftstelle des Komplexes deutlich zu sehen. Die Balken stellen 100 nm dar. *Aus:* Bhakdi, S. and Tranum-Jensen, J. Phil. Trans. Roy. Soc. London B 306, 311–324 (1984) mit Genehmigung der Royal Society, London

hierbei, daß die Lipidmoleküle nur an das Ende des Zylinders binden, das ursprünglich in der Zielmembran gelegen hat; der Rest des Proteins ragt in die wäßrige Phase hinaus (Abb. 1). Die Orientierung des C5b-9 Zylinders auf Liposomen gleicht somit ihrer ursprünglichen Orientierung auf den Zielmembranen. Die transmembranöse Pore ist in diesem einfachen Protein-Lipidsystem jetzt deutlich zu erkennen. Der C5b-9 Komplex war die erste membranschädigende Proteinpore, die isoliert und in solche künstlichen Membranen eingebaut werden konnte.

Bakterielle Toxine: Staphylococcus aureus α-Toxin und Streptolysin O

Auf der Suche nach analogen Phänomenen in der Biologie stießen wir in der Folge auf das α-Toxin von Staphylococcus aureus und auf das Streptolysin O, ein Haupttoxin von Streptokokken.

S. aureus-α-Toxin

Staphylococcus aureus ist der wohl häufigste Erreger von bakteriellen Infektionskrankheiten bei Menschen. Das Spektrum der von diesen Keimen verursachten Krankheiten reicht von banalen Hauteiterungen (Furunkel, Abszesse) bis zu lebensbedrohlichen Krankenhausinfektionen (Sepsis, Pneumonien, Wundeiterungen). Das α-Toxin, ein Hauptpathogenitätsfaktor der Bakterien, wird als wasserlösliches Molekül von MG 34000 abgegeben [3,4]. Auf der Membran einer Wirtszelle antreffend, lagern sich jeweils 6 Toxinmoleküle zusammen und bilden eine Ringstruktur, die sich analog dem C5b-9 Komplex in die Lipiddoppelschicht einsenkt und eine 2–3 nm breite Pore generiert (Abb. 2). Bei einem massiven Angriff des Toxins gehen Gewebszellen zugrunde als Folge dieser Lochbildung [5–7].

Streptolysin O (SLO)

Dieses Toxin wird von β-hämolysierenden Streptokokken der Gruppe A gebildet, welche die hauptmenschenpathogenen Streptokokken darstellen. Die Bakterien verursachen u. a. die doppelseitige, eitrige Angina und Hauteiterungen. SLO wird dabei ins Gewebe als wasserlösliches Molekül von MG 69000 abgegeben. Treffen Toxinmoleküle auf eine Gewebszelle des Wirts, so binden sie zunächst an Cholesterinmoleküle in der Membran [8–10]. Die cholesteringebundenen Toxinmoleküle fließen dann zusammen und bilden sehr große heterogene Polymere, bestehend aus 25–80 Toxinmonomeren. Es entstehen in der Membran eingebettete, C- bis ringförmige Toxinaggregate, die riesige Defekte von etwa 30 nm Durchmesser verursachen [9–12]. Wie beim α-Toxin und beim C5b-9 Komplex gelang unserer Arbeitsgruppe auch hier die Isolierung der Toxinporen und deren Wiedereinbau in Liposomen (Abb. 2).

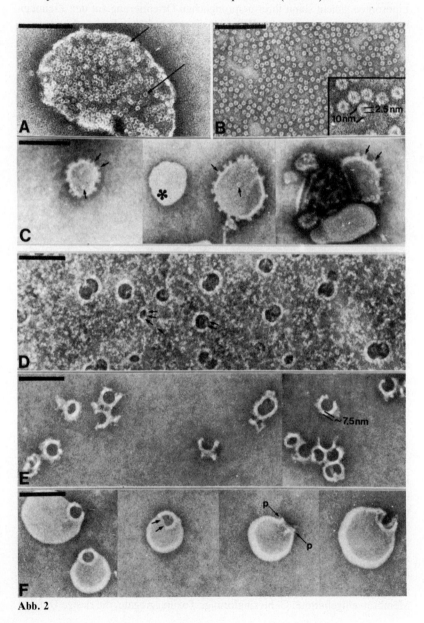

Abb. 2

Das SLO stellt den Prototyp einer großen Gruppe von Bakterientoxinen dar, die primär an Cholesterin binden und wohl über den gleichen Mechanismus wirken. Zu dieser Gruppe gehören u. a. das Listeriolysin, das Cereolysin und das Perfringolysin (von Cl. perfringens, dem Erreger des Gasbrandes) [10].

Sekundäreffekte von Porenbildnern

Die Bildung transmembranöser Poren ist ein sehr auffälliges Primärphänomen, welches beim Ausbleiben von Reparaturvorgängen seitens der Zielzelle unweigerlich zum Zelltod führt. Die Porenbildung durch C5b-9 stellt den Mechanismus der Erythrozytenzerstörung beim schweren Transfusionszwischenfall dar; hierbei lagern sich Antikörper des Empfängers an die falsch transfundierten Erythrozyten und aktivieren das Komplementsystem. Erythrozyten sind aufgrund der fehlenden Membrandynamik im Sinne einer ständigen Erneuerung (durch Endozytose und „membrane recycling") überhaupt sehr empfindliche Ziele für den Angriff durch Porenbildner, daher auch die Verwendung von Erythrozyten als Indikatorzellen bei der klassischen Komplementbindungsreaktion. Kernhaltige Zellen hingegen verfügen über Möglichkeiten, Membranareale zu reparieren, möglicherweise durch Aufnahme der geschädigten Zone ins Zellinnere hinein (Endozytose). Bei solchen Zellen bedeutet der erfolgte Angriff durch einen Porenbildner daher nicht immer den Zelltod. Stattdessen können allerdings schwerwiegende Sekundärvorgänge ausgelöst werden. Ein wichtiger Prozeß dieser Art wurde von Dr. W. Seeger und Dr. N. Suttorp am Zentrum für Innere Medizin der Universität Gießen untersucht. An verschiedenen Modellsystemen konnte gezeigt werden, daß die Einwirkung subzytolytischer Dosen von α-Toxin oder von C5b-9 Komplexen zum Einstrom von Kalziumionen in die Zielzellen führt; der Einstrom erfolgte *in vivo* wahrscheinlich spontan durch die Proteinkanäle, weil die Kalziumkonzentration im Extrazellulärraum stets höher ist als der intrazelluläre Kalziumspiegel. Kalziumionen

---

Abb. 2. Analog dem C5b-9 Komplementkomplex bildet das Staphylococcus aureus α-Toxin (A-C) und das Streptolysin O (SLO) (D-F) Kanäle von allerdings sehr unterschiedlicher Größe in Zielzellmembranen.
α-Toxin: **a** Rotes Blutkörperchen nach erfolgtem Angriff durch α-Toxin. Die Toxinporen sind als kleine Ringstrukturen auf der Oberfläche sichtbar. **b** Isolierte α-Toxin-Poren; jede Ringstruktur besteht aus sechs Toxinmolekülen. **c** Liposomen mit wiedereingebauten α-Toxin-Poren.
Streptolysin-O: **d** Membran nach erfolgtem Angriff durch SLO: große heterogene Toxinringe bzw. Teilringstrukturen stellen sich dar. **e** Isolierte SLO-Poren. **f** Liposomen mit eingebauten SLO-Poren. Jede Pore beherbergt 25–80 Toxinmoleküle. Die Balken stellen 100 nm dar. *Aus:* Bhakdi, S. and Tranum-Jensen, J. Phil. Trans. Roy. Soc. London B 306, 311–324 (1984) mit Genehmigung der Royal Society, London

aktivieren aber ihrerseits die sog. Arachidonsäurekaskade in den Zellen. Diese Aktivierung führt zur Freisetzung verschiedener äußerst wirksamer Lipidmetaboliten (Prostaglandine, Leukotriene), welche u. a. tiefgreifende Effekte auf die Mikrozirkulation bewirken [13,14] (Abb. 3). So werden auch starke entzündliche Gewebsreaktionen durch diese Mediatoren ausgelöst. In der Tat sind solche entzündlichen Reaktionen ein Kennzeichen von Staphylokokkeninfektionen. Analog dem α-Toxin konnte auch für den Angriff des Komplementsystems auf kernhaltige Zellen eine kalziumabhängige Aktivierung der Arachidonsäurekaskade nachgewiesen werden. Dieser Befund könnte eine Teilerklärung für die entzündlichen Reaktionen liefern, welche bei sog. Autoimmunkrankheiten vorzufinden sind. Bei solchen Krankheiten bildet der Mensch Antikörper gegen eigene Gewebszellen. Es kommt in den entsprechenden Organen (z. B. Schilddrüse → Autoimmunthyreoiditis; Basalmembran der Niere → Auto-

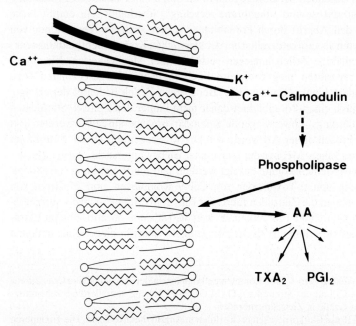

Abb. 3. Vorgeschlagener Mechanismus für die Aktivierung der Arachidonsäurekaskade durch α-Toxin. Durch den Einstrom von extrazellulären Kalzium-Ionen durch die Toxinporen kommt es über Bildung von Kalzium-Kalmodulin-Komplexen zur Aktivierung der Phospholipase an der Innenseite der Membran. Aus den Membranlipiden entsteht Arachidonsäure, welche die Ausgangssubstanz für hochaktive Prostaglandine und Leukotriene darstellt. Die Freisetzung solcher Lipidmediatoren dürfte mitverantwortlich sein für die starken entzündlichen Gewebsreaktionen, die für Staphylokokken-Infektionen so kennzeichnend sind. *Aus:* Suttorp, N. et al, Am. J. Physiol. 248, C127–C135, 1985

immunglomerulonephritis, usw.) zum Selbstangriff durch das Komplementsystem. Während die enzündungsfördernde Rolle von früheren Bruchstücken der Kaskade (C3a, C5a) bei solchen Prozessen seit langem bekannt war, stellt die C5b-9 bedingte Aktivierung der Arachidonsäurekaskade eine neue Komponente dieser insgesamt ungünstigen entzündlich-immunologischen Reaktion dar. Durch die Entgleisung des Immunsystems kommt es in diesen Fällen zur Selbstschädigung durch die C5b-9 Proteine.

Ein weiteres Sekundärphänomen wurde im Verlaufe unserer Untersuchungen über das SLO entdeckt. Fast jeder Erwachsene hat sich mit toxinbildenden Streptokokken auseinandergesetzt, weswegen Antikörper gegen das Toxin fast ausnahmslos im Blut vorzufinden sind. Nun stellte es sich heraus, daß diese Antikörper zu unseren Ungunsten wirken könnten. Denn nach Eindringen von Toxinmolekülen in die Zellmembran binden solche Antikörper an die wirtseigenen Zellen und lenken – ähnlich den Autoantikörpern – den Angriff des Komplementsystems auf die toxingeschädigten Zellen. Dieser „Fehlangriff" führt zur Durchsetzung der Zellmembranen mit körpereigenen C5b-9 Komplexen (Abb. 4) [15]. Dies bedeutet nicht nur eine Verstärkung der entzündlichen Gewebszerstörung, sondern wahrscheinlich auch eine Ablenkung des Komplementsystems

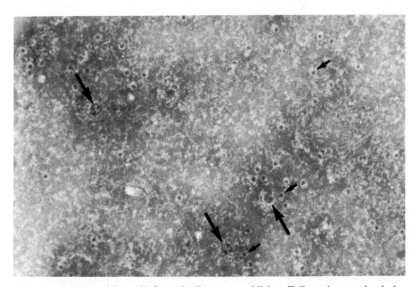

Abb. 4. Selbstangriff von SLO-geschädigten menschlichen Zellmembranen durch das Komplementsystem. Durch die Bindung von SLO-Molekülen an die Zielzellmembran gelangt ein Fremdprotein in die Lipiddoppelschicht. Die SLO-Poren (große Pfeile) binden in der Folge menschliche Antikörper und bedingen hierdurch einen Eigenangriff der bereits vorgeschädigten Zellmembran durch das Komplementsystem. Auf der Membranoberfläche gruppieren sich C5b-9 Komplementkomplexe (kleine Pfeile) rings um die Toxinläsionen

vom eigentlichen Ziel – den eindringenden Bakterien – ab. Es ist wahrscheinlich, daß außer dem SLO auch andere bakterielle Produkte eine indirekte Schädigung des Wirts auf diese Weise bewirken können.

Schlußbetrachtung

Die Schädigung von Zellen durch porenbildende Proteine stellt ein noch relativ junges Konzept in der Biologie dar. Es ist offensichtlich, daß weitere interessante Aspekte in nächster Zukunft untersucht werden sollten. Die hier diskutierten, durch α-Toxin und Streptolysin-O bedingten pathophysiologischen Reaktionen sind nur 2 Beispiele für Folgeprozesse, die durch den Angriff von Porenbildnern ausgelöst werden können. Es ist wahrscheinlich, daß ein breites Spektrum anderer, noch nicht entdeckter biologischer Vorgänge ebenfalls induziert werden können, deren Studium uns dazu verhelfen wird, die Interaktionen zwischen bakteriellen Produkten und dem Wirtsorganismus letztendlich besser zu verstehen.

Literatur

1. Bhakdi S, Tranum-Jensen J (1983) Membrane damage by complement. Biochim Biophys Acta 737: 343–373
2. Bhakdi S, Tranum-Jensen J (1984) Mechanism of complement cytolysis and the concept of channel-forming proteins. Philos Trans R Soc London B 306: 311–324
3. Arbuthnott JP, Freer JH, Bernheimer AW (1967). Physical states of staphylococcal α-toxin. J Bacteriol 94: 1170–1177
4. McCartney C, Arbuthnott JP (1978) Mode of action of membrane-damaging toxins produced by staphylococci. In: Bacterial toxins and cell membranes. Jeljaszewicz J, Wadström T (eds) Academic New York, pp 89–122
5. Freer JH, Arbuthnott JP, Bernheimer AW (1968) Interaction of staphylococcal α-toxin with artificial and natural membranes. J Bacteriol 95: 1153–1168
6. Füssle R, Bhakdi S, Sziegoleit A, Tranum-Jensen J, Kranz T, Wellensiek HJ (1981) On the mechanism of membrane damage by S. aureus α-toxin. J Cell Biol 91: 83–94
7. Bhakdi S, Füssle R, Tranum-Jensen J (1981) Staphylococcal α-toxin: Oligomerisation of hydrophilic monomers to form amphiphilic hexamers induced upon contact with deoxycholate detergent micelles. Proc Natl Acad Sci USA 78: 5475–5479
8. Alouf JE (1980) Streptococcal toxins. Pharmacol Ther 11: 661–717
9. Duncan JL, Schlegel R (1975) Effect of streptolysin-O on erythrocyte membranes, liposomes, and lipid dispersions – a protein cholesterol interaction. J Cell Biol 67: 160–173
10. Smyth CJ, Duncan JL (1978) Thiol-activated (oxygen-labile) cytolysins. In: Bacterial toxins and cell membranes. Jeljaszewicz J, Wadström T (eds) Academic, New York, pp 129–183
11. Buckingham L, Duncan JL (1983) Approximate dimensions of membrane lesions produced by streptolysin-S and streptolysin-O. Biochim Biophys Acta 729: 115–122

12. Bhakdi S, Tranum-Jensen J, Sziegoleit A (1985) Mechanism of membrane damage by streptolysin-O. Infect Immun 47: 52–60
13. Seeger W, Bauer M, Bhakdi S (1984) Staphylococcal -toxin elicits hypertension in isolated rabbit lungs: Evidence for thromboxane formation and the role of extracellular calcium. J Clin Invest 74: 849–858
14. Suttorp N, Seeger W, Dewein E, Bhakdi S, Roka L (1985) Staphylococcal α-toxin stimulates synthesis of prostacyclin by cultured endothelial cells from pig pulmonary arteries. Am J Physiol 248: C127–C135
15. Bhakdi S, Tranum-Jensen J (1985) Complement activation and attack on autologous cell membranes induced by streptolysin-O. Infect Immun 48: 713–719 press

Sepsisfrühdiagnose mit dem Elastasetest

K. H. Duswald, M. Jochum und H. Fritz

Einleitung

Zahlreiche klinische Studien scheitern bis heute daran, daß eine exakte Sepsisdefinition bzw. -diagnose nicht möglich ist. Nach Schottenmüller liegt eine Sepsis dann vor, wenn sich innerhalb des Körpers ein Herd gebildet hat, von dem aus konstant oder periodisch pathogene Bakterien in den Blutkreislauf gelangen und zwar derart, daß durch diese Invasion subjektive und objektive Krankheitserscheinungen ausgelöst werden. Dies würde bedeuten, daß der Nachweis der Bakteriämie mit der Diagnose Sepsis gleichzusetzen wäre. Trotz korrekter Technik gelingt der Keimnachweis im Blut aber höchstens in 50% aller Sepsispatienten [2,5]. Die positive Blutkultur als Zufallsbefund beim Patienten ohne weitere Sepsiszeichen ist ebenfalls ein bekanntes Phänomen. Seit Levin und Bang 1964 [7] mit dem Limulus Lysat Test der Nachweis von bakteriellem Endotoxin im Blut gelangt, wurde in zahlreichen Studien versucht, mit dieser Methode den exakten Beginn einer Sepsis festzulegen. Dies gelingt bis heute nicht zufriedenstellend, zumindest bezüglich der Frühdiagnostik [10]. Mit verbesserter Technik (unter Verwendung von chromogenem Substrat zur qantitativen Endotoxinbestimmung) scheint dieser Test zumindest bei wiederholten Messungen der Endotoxinkonzentrationen eine verläßliche Aussage über den Verlauf einer Sepsis zu ermöglichen [3].

Im Rahmen unserer Untersuchungen über Pathomechanismen der Sepsis und das resultierende Multiorganversagen wurde spezielles Augenmerk auf die durch Endotoxinfreisetzung ausgelösten Folgereaktionen gelegt [4]. Es soll hier dargestellt werden, in welchem Maße solche Reaktionen bis heute zur Sepsisdiagnostik herangezogen werden können.

Im Verlauf von Entzündungen gibt es einen engen Zusammenhang zwischen Stimulation von phagozytierenden Zellen und der Produktion von Akut-Phase Proteinen. Während aber die Akut-Phase Proteine als Regulatoren der Entzündung von der Leber jeweils neu produziert werden, sind die lysosomalen Enzyme in den Phagozyten vorgebildet und werden lediglich durch sog. frustrane Phagozytose oder durch direkten endotoxininduzierten Zelltod in die Umgebung freigesetzt. Auf diese Weise können speziell die lysosomalen

Enzyme aus polymorphkernigen Granulozyten (PMN), wie die Leukozyten-Elastase (PMN-E), erhebliche Schäden an Bindegeweben, Kapillarendothelien und nahezu allen Plasmaproteinen auslösen bevor sie durch Proteinaseinhibitoren, z. B. dem α_1-Proteinaseinhibitor (α_1PI), inaktiviert werden. Der Nachweis erhöhter Plasmakonzentrationen an E-α_1PI Komplex sollte deshalb ein klares Zeichen für die Beteiligung der lysosomalen Enzyme am Krankheitsgeschehen der Sepsis darstellen. Hier soll vor allem gezeigt werden, welche Bedeutung dem Nachweis der PMN-E als Frühdiagnostikum der Sepsis zukommt.

Klinische Studien

Nachweis der liberierten Neutrophilen-Elastase

Aus Neutrophilen freigesetzte Elastase ist in der Zirkulation primär in Form des E-α_1PI Komplexes nachweisbar. Eine geringe Menge (ca. 10%) der Elastase wird zwar auch an α_2-Makroglobulin gebunden, die Elimination dieses Komplexes aus der Zirkulation erfolgt jedoch viel rascher (t/2 = 10 Min.) als diejenige des E-α_1PI-Komplexes (t/2 = 60 Min.), so daß zur Erfassung des E-α_2M-Komplexes Verfahren mit extremer Empfindlichkeit erforderlich sind [9].
Die Bestimmung des E-α_1PI-Komplexes erfolgte in unseren Studien mit einem von Neumann und Mitarbeitern entwickelten Enzymimmunoassay [8]. Dabei wurden Standardlösungen (mit in vitro hergestelltem E-α_1PI-Komplex bekannter Konzentration) und die Testplasmen eine Stunde in Plystyrentuben, die mit Anti-Elastase-Antikörpern vom Schaf beschichtet wurden, inkubiert. Nach Auswaschung erfolgte die Inkubation des nunmehr fixierten E-α_1PI-Komplexes mit Kaninchen Anti-α_1PI-Antikörpern, die mit alkalischer Phosphatase markiert wurden. Nach nochmaligem Auswaschen wurde die Aktivität der fixierten alkalischen Phosphatase gegen p-Nitrophenylphosphat photometrisch bei 405 nm gemessen. Sie korreliert linear mit der Plasmakonzentration von E-α_1PI.

Elastasefreisetzung bei chirurgischen Patienten mit und ohne postoperativer Sepsis

Um zu klären, welche Rolle der Elastasefreisetzung während einer Sepsis am chirurgischen Patienten zukommt, wurde der E-α_1PI-Komplex in einer prospektiven Studie bei 120 Patienten vor und nach ausgedehnten abdominalchirurgischen Operationen in 6 bis 12-stündigem Abstand gemessen [1]. 30 Patienten erfüllten im postoperativen Verlauf die prospektiven klinischen Kriterien einer Sepsis: eindeutiger Sepsisherd mit positivem Erregernachweis (75% Peritonitis,

20% Pneumonie), Temperatur > 38,5 °C, Leukozytenzahl > 15000 oder < 5000/µl, Thrombozytenzahl < 100000/µl oder Abfall dieser Zahl > 30% innerhalb von 24 Std. Von diesen Patienten überlebten 14 (Gruppe B), während 16 Patienten an den Folgen der Sepsis verstarben (Gruppe C). 11 Patienten ohne jegliches Zeichen einer Infektion dienten als Kontrollen.

Die Abb. 1 zeigt, lagen die Mittelwerte der E-α_1PI-Konzentrationen bei Patienten der Gruppen A und B präoperativ im Normbereich (Normalwert an 153 gesunden Probanden: 86,5 ± 25,5 ng/ml). Das operative Trauma verursachte einen Anstieg bis zum 3-fachen der Norm. Die bereits erhöhten Ausgangswerte bei Patienten der Gruppe C (1. Säulenblock, Abb. 1) waren darauf zurückzuführen, daß 6 Patienten dieser Gruppe wegen einer primären Peritonitis operiert wurden, ohne daß sie bereits alle Zeichen einer Sepsis erfüllten. Um zu prüfen, ob die präoperative Infektion für die erhöhten Elastase-Konzentrationen vor der Operation verantwortlich war, wurden prä- und postoperative Elastasewerte eines weiteren, von der Studie unabhängigen Patientenkollektivs miteinander verglichen. Ohne Infektion stiegen die Elastase-Konzentrationen von

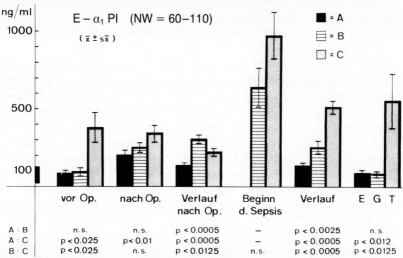

Abb. 1. Mittelwerte der Plasmakonzentrationen des Elastase-α_1-Proteinaseinhibitor Komplexes (E-α_1PI) für Patientenkollektive vor und nach großen abdominalchirurgischen Operationen. Gruppe A (n = 11): Patienten ohne postoperative Infektion; Gruppe B (n = 14): Patienten, die eine psostoperative Sepsis überlebten; Gruppe C (n = 16): Patienten die an den Folgen einer postoperativen Sepsis verstarben. Die E-α_1PI-Spiegel sind wiedergegeben als Mittelwerte (± s$\bar{\text{x}}$) für den Tag vor der Operation, den Tag nach der Operation, sowie für die postoperative Phase vor Eintritt einer Sepsis, zu Beginn der Sepsis und während der Sepsis. Die letzten Bestimmungen erfolgten am Tage der Entlassung bei Patienten der Gruppe A, am Tage der Genesung bei Patienten der Gruppe B und kurz vor dem Tode bei Patienten der Grupe C.
Normbereich = 60–110 ng/ml

Normalwerten (96,6 ± 7,8 ng/ml) signifikant um 119% auf 211,5 ± 15,2 ng/ml. Lag eine primäre Peritonitis vor, war der präoperative Mittelwert signifikant über dem Normwert (628,1 ± 243,3 ng/ml). Nach der Operation wurde bei diesen Patienten ein um 40% geringerer Wert gefunden (381,5 ± 52,5). Diese Abnahme der Elastase-Konzentration ist möglicherweise durch die Reduktion des Entzündungsherdes während der Operation bedingt.

Im Gegensatz zu Patienten der Gruppe A blieben die E-α_1PI-Werte der Gruppen B und C im weiteren postoperativen Verlauf mäßig erhöht (3. Säulenblock, Abb. 1). Entscheidende Veränderungen traten zum Zeitpunkt der klinischen Diagnosestellung „Sepsis" auf (4. Säulenblock, Abb. 1): In beiden Gruppen stiegen die Mittelwerte signifikant auf 649,9 ± 116,3 bzw. 985 ± 154,6 ng/ml, wobei individuelle Spitzenwerte über 2500 ng/ml in beiden Gruppen gemessen wurden. Der unterschiedliche Sepsisverlauf korrelierte mit den in diesem Zeitabschnitt erhobenen Daten: Während bei Überwinden der Sepsis im Mittel nur noch 266,1 ± 35,4 ng/ml gemessen wurden (Gruppe B, 5. Säulenblock, Abb. 1), lagen die Konzentrationen bei anhaltender Sepsis bei 577 ± 41,6 ng/ml (Gruppe C). Im Vergleich zu diesen Gruppen waren die Werte der Patienten ohne Infektion bereits wieder annähernd im Normbereich. Zum Zeitpunkt der letzten Messung wurden für die Patienten der Gruppen A und B Normalwerte bestimmt, während bei Patienten der Gruppe C auch weiterhin hohe Elastasewerte als Ausdruck der anhaltenden Sepsis registriert wurden (560,5 ± 174,7 ng/ml, 6. Säulenblock, Abb. 1).

Das C-reaktive Protein (CRP) ist eines der 9 heute bekannten Akut-Phase Proteine. Es reagiert bereits 2 bis 4 Stunden nach Traumen und Infektionen mit Anstieg der Konzentration im Plasma bis zum 50-fachen der Norm [6]. In dieser Studie wurden die CRP Konzentrationen mittels radialer Immundiffusion parallel zur Elastase-Konzentration bestimmt (Abb. 2). Dabei lagen die Ausgangswerte ohne signfikanten Unterschied im oberen Normbereich. Es erfolgte ein deutlicher Konzentrationsanstieg auf das operative Trauma (Gr. A: 1,8 ± 0,9 auf 2,9 ± 1,1 mg%, Gr. B: 2,8 ± 1,7 auf 6,7 ± 1,9 mg% und Gr. C: 4,5 ± 2,1 auf 6,3 ± 1,5 mg%). Im weiteren postoperativen Verlauf war der Unterschied von Patienten mit unkompliziertem Verlauf zu den beiden Gruppen mit späterer Sepsis deutlich ausgeprägt: Gr. A: 6,1 ± 0,7 mg%, Gr. B: 14,9 ± 1,6 mg% und Gr. C: 15,1 ± 1,5 mg%. Der klinische Sepsisbeginn erbrachte keinen weiteren Anstieg der CRP Werte: Gr. B: 15,1 ± 1,4 mg%, Gr. C: 15,1 ± 2,6 mg%. Der unterschiedliche Sepsisverlauf war an den Mittelwerten der CRP Konzentrationen nicht zu erkennen: Gr. B: 9,7 ± 0,7 mg%, Gr. C: 9,9 ± 0,7 mg%. Erst zum Zeitpunkt der letzten Messung entsprachen die Konzentrationen dem klinischen Bild: Bei komplikationslosem Verlauf (Gr. A: 2,4 ± 0,6 mg%) und nach Überwinden der Infektion (Gr. B: 2,5 ± 0,6 mg%) waren nahezu Normalwerte erreicht. In der Gruppe C lagen die Konzentrationen weiterhin signifikant über der Norm (8,8 ± 1,4 mg%).

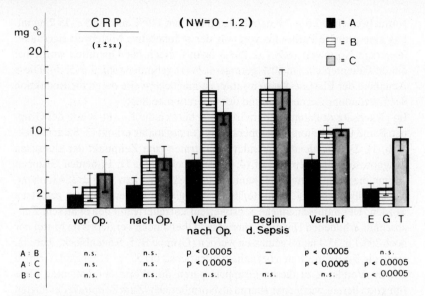

Abb. 2. Mittelwerte der Plasmakonzentrationen des C-reaktiven Proteins (CRP) für Patientenkollektive vor und nach großen abdominalchirurgischen Operationen. Patientengruppen und Meßzeitpunkte entsprechen denjenigen von Abb. 1.
Normbereich = 0,05–1,2 mg%

Schlußfolgerungen

Die Ergebnisse dieser Untersuchungen zeigen erstmals, daß nach Operationen, insbesondere bei Auftreten schwerer Infektionen, eine erhebliche Steigerung der Freisetzung lysosomaler Enzyme in die Zirkulation nachweisbar ist. Sie korreliert in gewisser Weise mit der Neuproduktion des Akut-Phase-Proteins CRP. Die Fragestellung nach der Relevanz dieser Parameter als Frühdiagnostika der Sepsis muß derzeit noch zurückhaltend beurteilt werden. Da sowohl die frustrane Phagozytose (durch Adhärenz der Phagozyten an Endothelzellen) wie die echte Phagozytose (von nekrotischen Gewebebestandteilen nach Operationen) und auch die komplette Lyse der Phagozytenzellmembran (durch Endotoxin gramnegativer Erreger oder α-Toxin grampositiver Erreger) erhebliche Mengen an lysosomalen Enzymen freisetzen können, ist aus einer Einzelbestimmung des E-α_1PI-Komplexes nicht unbedingt auf die Ursache dieser Freisetzung zu schließen. In der vorliegenden Studie waren Konzentrationen von mehr als 1000 ng/ml nur bei Patienten mit eindeutiger Sepsiszeichen zu messen. Allerdings wurden im Einzelfall während der Sepsis auch Werte unter 500 ng/ml registriert. Eine wichtige Ursache für diese Differenz ist in der raschen Elimination des E-α₁PI-Komplexes durch das RES zu sehen [9]. Eine Einzelbestimmung des Komplexes gibt die momentane Bilanz aus der Quantität der Enzymfreisetzung (auch abhängig vom aktuellen Enzymgehalt der Zellen) und der jeweiligen Aktivität des RES in der Beseitigung des Komplexes wieder. Durch häufige Messungen in kurzen Abständen läßt sich ein verlässlicheres Bild der tatsächlichen Enmzymfreisetzung zeigen. Die wesentliche diagnostische Aussagekraft des Elastasennachweises betrifft z. Zt. – ähnlich wie diejenige des Endotoxinnachweises – die Beurteilung des Verlaufes einer Sepsis.

Die große Bedeutung des Testes liegt u. E. heute darin, daß in der Klinik neben dem quantitativen Nachweis von Endotoxin mit der Elastase ein zweiter wesentlicher Kausalfaktor der Sepsis am Patienten meßbar ist, was nicht zuletzt aus Gründen der Therapiekontrolle von unschätzbarem Wert sein könnte. Das CRP scheint in der Spezifität den beiden anderen Parametern unterlegen.

Literatur

1. Duswald KH, Jochum M, Schramm W, Fitz H (1985) Released granulocytic elastase: An indicator of pathobiochemical alterations in septicemia after abdominal surgery. Surgery, in press
2. Duswald KH, Welter H, Jochum M, Fritz H (1985) Der septische Schock in der Chirurgie. Münch med Wschr 127: 707–709
3. Fink PC, Grunert JH (1984) Endotoxinemia in intensive care patients: A longituinal study with the limulus amoebocyte lysate test. Klin Wschr 62: 986–991
4. Fritz H, Jochum M, Duswald KH, Dittmer H, Kortmann H (1984) Lysosomale Proteinasen als Mediatoren der unspezifischen Proteolyse bei der Entzündung. In: Pathobiochemie der Entzündung. Lang H, Greiling H (eds) pp 75–93
5. Inthorn D, Bachhubner F (1983) Sepsis aus der Sicht des operativen Intensivmediziners. Beitr Infusionstherapie klin Ernähr 10: 84–90
6. Kushner I, Gewurz H, Benson MD (1981) C-reactive protein and the acute phase response. J Lab Clin Med 97: 739–48
7. Levin J, Bang FB (1964) The role of endotoxin in the extracellular coagulation of limulus blood. Bulletin of John Hopkins Hospital 115: 265–67
8. Neumann S, Hennrich N, Gunzer G, Lang H (1981) Enzyme linked immunoassay for human granulocyte elastase / α₁-proteinase inhibitor complex. J Clin Biochem 19: 232–36
9. Ohlsson K, Laurell CB (1976) The disappearence of enzymeinhibitor complexes from the circulation of man. Clin Sci Mol Med 51: 87–92
10. Scully MF (1984) Measurement of endotoxaemia by the limulus test. Intensive care Med 10: 1–2

Endotoxinbestimmung mit einem kinetischen, turbidimetrischen Limulus-Test im Verlauf der Septikämie

K.-P. Becker, B. Ditter, R. Urbaschek und B. Urbaschek

Septikämien, hervorgerufen durch gramnegative Bakterien bzw. Mischinfektionen, haben immer noch große Bedeutung. Daher ist die Möglichkeit einer zuverlässigen Endotoxinbestimmung, insbesondere für Frühdiagnose und Prognose, von großem Interesse.

Die Hämatozyten von Pfeilschwanzkrabben *(Limulus polyphemus)* enthalten ein Gerinnungssystem, das durch Endotoxin vermittelt, kaskadenartig aktiviert wird und zur Bildung eines Gels führt. Prinzipiell hat die Erkenntnis der Reaktivität von Limulus-Amöbozyten-Lysat (LAL) mit pg/ml Mengen von Endotoxin neue Möglichkeiten für einen hochempfindlichen Endotoxinnachweis eröffnet.

Die Endotoxin-abhängige Gelbildung ist die Grundlage der ursprünglich und auch heute noch häufig verwendeten Röhrchentests. Diese zunächst qualitative Methode kann – mit wesentlichen Einschränkungen – durch Testen von Verdünnungsreihen der Probe semiquantitativ durchgeführt werden. Dieser Methode zusammen mit einer Reihe von Modifizierungen schlossen sich Testverfahren an, die die Trübungszunahme der LAL-Endotoxin-Reaktion photometrisch erfaßten.

Die Anwendung der bisher zur Verfügung stehenden LAL-Tests in der Klinik ist nach wie vor nicht unproblematisch und führt immer wieder zu der Äußerung, daß dem LAL-Test keine Bedeutung in Bezug auf eine Aussage über Diagnose, Verlauf und Prognose einer Septikämie zukommt. Die Kritik an der Brauchbarkeit der verschiedenen LAL-Methoden in der Klinik entstand einerseits aufgrund inadäquater Methoden zum Endotoxinnachweis in klinischen Proben, die per se Faktoren enthalten, die mit der Endotoxin-LAL-Reaktion interferieren. Andererseits wurden fehlende Korrelationen zwischen positiven LAL-Reaktionen und positiven Blutkulturen unberechtigt in die Kritik einbezogen. Es ist durchaus möglich, daß Endotoxin auch in Abwesenheit von Bakterien in der Zirkulation vorhanden ist. Aussagekräftiger ist die Korrelation der LAL-Reaktion mit klinischen Zeichen einer Endotoxämie, entweder hervorgerufen durch eine gramnegative Infektion irgendwo im Körper, oder aufgrund eines Übertritts intestinalen Endotoxins durch entzündliche oder mechanische Alteration der Darmwand.

Es wurde früh erkannt, daß im Blutplasma hemmende Aktivitäten auf die Endotoxin-LAL-Reaktion auftreten [1]. Verschiedene Verfahren zur Eliminierung wurden beschrieben, wobei Verdünnung und Erhitzen [2,3] am meisten angewandt wurden. Das einfache Herausverdünnen der probeninternen interferierenden Aktivitäten ist für den klinischen Gebrauch nicht tauglich, da möglicherweise in den dazu notwendigen hohen Verdünnungen kein Endotoxin mehr nachweisbar ist. Der Mensch ist die empfindlichste Spezies gegenüber Endotoxin. Schon Endotoxin-Konzentrationen von wenigen ng/kg führten bei freiwilligen Versuchspersonen zu klinischen Symptomen bis hin zu Nausea [4]. Mit unserem automatisierten, kinetischen, turbidimetrischen Test [5,6] konnten wir andererseits feststellen, daß nach Erhitzen von Plasma oder anderen eiweißhaltigen Proben eine Verstärkung der Endotoxin-LAL-Reaktion auftritt [5,7]. Diese Verstärkung ist noch in sehr hohen Plasmaverdünnungen wirksam. Das Ausmaß der Verstärkungsaktivität im erhitzten Plasma variiert inter- und intraindividuell sehr weit. Deshalb wurde eine probeninterne Standardisierung eingeführt, die eine Quantifizierung von Endotoxin ermöglicht und gleichzeitig das Ausmaß der probeninternen interferierenden Aktivitäten bestimmt.

Methodik

Standardkurve in Wasser

Anhand der Erstellung einer Standardkurve kann man das Prinzip der kinetischen Messung veranschaulichen (Abb. 1). In einer Mikrotiterplatte wird die Zunahme der optischen Dichte der Reaktionsansätze – bestehend aus LAL und steigenden Endotoxin-Konzentrationen in Wasser – jede Minute 100 Minuten lang gemessen. Der Anstieg der Trübung beginnt früher und verläuft steiler, je höher die Endotoxin-Konzentration ist. Aus diesen Reaktionskinetiken wird automatisch der maximale Anstieg der optischen Dichte pro Minute – $\triangle OD_{max}$/min – ermittelt. Dieser Index – $\triangle OD_{max}$/min – ergibt über dem Logarithmus der Endotoxin-Konzentration aufgetragen die Eichkurve (Abb. 2). Die so ermittelte Eichkurve ist über mehrere Dekaden der Endotoxin-Konzentration von ca. 1 pg/ml bis 10000 pg/ml linear. Bei der derzeit häufig angewandten turbidimetrischen 2-Punktbestimmung ist nur ein äußerst begrenzter Bereich linear (Abb. 2).

Standardkurve im Plasma

Wenn eine Standardkurve anstatt in Wasser im erhitzten Plasma erstellt wird, zeigt diese einen steileren Verlauf. Die Abb. 3 veranschaulicht deutlich diese

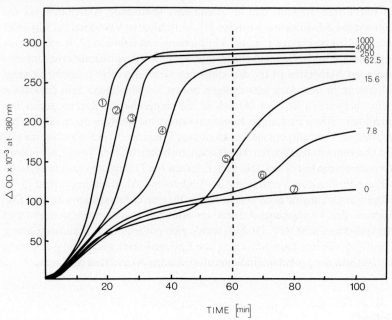

Abb. 1. Reaktionskinetiken mit unterschiedlichen Endotoxin-Konzentrationen (Novo Pyrexal, Hermal Chemie) von 0–4000 pg/ml

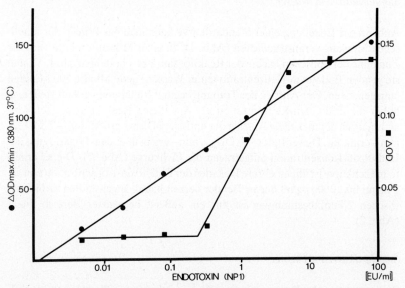

Abb. 2. Endotoxin-Standard-Kurven für die kinetische (●) und Zweipunkt- (■) Messung der LAL-Endotoxin-Reaktion. 1 EU = 1 pg Novo Pyrexal

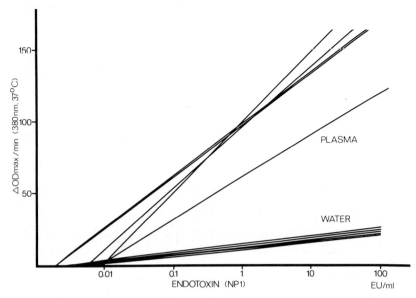

Abb. 3 Fünf Standardkurven in Wasser und in Plasmaproben von 5 gesunden Blutspendern. 1 EU = 1 pg Novo Pyrexal

ausgeprägte Verstärkung der Endotoxin-LAL-Reaktion in Plasmaproben von fünf Blutspendern im Vergleich zu fünf Standardkurven im Wasser. Hieraus folgt, daß viel zu hohe, unrealistische Endotoxin-Konzentrationen gemessen werden, wenn zum Ablesen einer Plasmaprobe als Referenz eine Standardkurve im Wasser herangezogen wird. Außerdem ist erkennbar, daß diese Verstärkung individuell unterschiedlich stark ausgeprägt ist. Diese Unterschiede sind in Plasmen von Patienten noch deutlicher. Es wird daraus verständlich, daß es auch nicht möglich ist, Proben an einer Eichkurve abzulesen, die in einem Plasmapool erstellt wurde. Aufgrund dieser Erkenntnis erfolgte die Einführung der proben-internen Standardisierung, die die Quantifizierung des Endotoxin-Gehaltes einer Probe ermöglicht bei gleichzeitiger Erfassung der probeninternen Verstärkung.

Messung im erhitzten Plasma: Endotoxin-Gehalt und Verstärkung

Erstellt man in einer Probe, die per se schon Endotoxin enthält, eine Standardkurve, ergibt sich im unteren Bereich eine charakteristische Abweichung von der Geraden. Die Probe des dargestellten Beispiels (Abb. 4) enthält 100 pg/ml

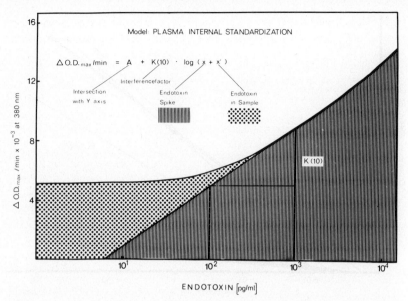

Abb. 4. Prinzip des kinetischen LAL-Tests mit interner Standardisierung zur gleichzeitigen Messung des Endotoxin-Gehaltes und des Interferenz-Faktors einer Probe. Der Endotoxin-Gehalt ist durch die Abweichung von der Geraden meßbar. Die Steigung im linearen Teil der Kurve gibt Aufschluß über das Ausmaß der Interferenz (K10)

Endotoxin als Grundgehalt. Gegenüber dem hohen Endotoxin-Gehalt des zugefügten Standards von 10000 pg/ml fällt der Grundgehalt nicht ins Gewicht, so daß sich keine Abweichung von der Geraden zeigt. Im Gegensatz dazu fallen die niedrigen zugefügten Konzentrationen des Standard-Endotoxins gegenüber dem Grundgehalt nicht mehr ins Gewicht, die Kurve wird daher waagrecht. Dieses Verhalten läßt sich durch die Formel des angegebenen mathematischen Modells beschreiben (Abb. 4).

Messung im unerhitzten Plasma: Endotoxin-Neutralisationskapazität

Die Messungen im nicht erhitzten Plasma ergeben eine zusätzliche Meßgröße von möglicher klinischer Relevanz. Unerhitztes Plasma hat die Fähigkeit, zugefügtes Endotoxin zu neutralisieren. Werden unterschiedliche Endotoxin-Mengen unerhitztem Plasma zugesetzt, so zeigen sich bis zu einer bestimmten Endotoxin-Menge – im Zusammenhang mit diesem Test als kritische Endotoxin-Konzentration (CEC) bezeichnet – keinerlei Reaktionen im LAL-Test. Erst nach Überschreiten einer gewissen Endotoxin-Konzentrationsgrenze wird das zugesetzte Endotoxin nachweisbar. Diese so ermittelte CEC ist ebenfalls schon bei Gesunden hohen individuellen Schwankungen unterworfen.

Anwendung

Messungen an einem Blutspenderkollektiv

Bei einem Blutspenderkollektiv wurden die beschriebenen drei Parameter gemessen: Im erhitzten Plasma Endotoxin-Gehalt und Verstärkungsfaktor (Interferenz) sowie im unerhitzten Plasma die Endotoxin-Neutralisationskapazität (CEC) (Tabelle 1). Im erhitzten Plasma der gesunden Probanden fanden sich Endotoxinspiegel unter 10 pg/ml.

Tabelle 1. Endotoxin, Interferenz-Faktor (F_{10r}) und kritische Endotoxin-Konzentration (CEC) in Plasma und Liquor gesunder Probanden; ± sd

Proben	erhitzt		unerhitzt
	Endotoxin pg/ml	F_{10r}	CEC pg/ml
Plasma (n = 10)	5,1 ± 4,1	9,4 ± 1,9	752 ± 1344
Liquor (n = 5)	9,5 ± 3,4	0,9 ± 0,2	0,6 ± 1,1

Die bei der Bestimmung der Interferenzfaktoren gefundenen hohen Unterschiede unterstreichen noch einmal die Notwendigkeit der Anwendung der internen Standardisierung, um zu zuverlässigen Meßwerten zu kommen. Auffällig ist die hohe individuelle Schwankung der im unerhitzten Plasma ermittelten Endotoxin-Neutralisationskapazität CEC.

Die Tabelle zeigt darüberhinaus den Vergleich von Messungen im Liquor und im Plasma. Im erhitzten Liquor gesunder Probanden ergaben sich Endotoxinwerte um 10 pg/ml. Während sich die Liquorproben in Bezug auf die Verstärkung (F_{10r}) wie Wasser verhalten, zeigt Plasma die schon besprochene massive Verstärkung der Reaktion. Solange sichergestellt ist, daß Liquores keine Verstärkung der Endotoxin-LAL-Reaktion zeigen, ist die Bestimmung von Endotoxinspiegeln auch mit anderen Methoden möglich. Diese Voraussetzung ist jedoch bei Liquor mit erhöhtem Eiweißgehalt nicht mehr gegeben.

Messungen bei Patienten

Im folgenden wird der Verlauf der gemessenen Parameter anhand von drei Patienten mit Zeichen einer Sepsis dargestellt. Bei einem Patienten mit Q-Fieber erfolgten Blutentnahmen im akuten Stadium und nach Rekonvaleszenz (Abb. 5). Im akuten Stadium wurden deutlich erhöhte Spiegel von 35 pg/ml entsprechend 0.35 EU/ml gemessen, die im Laufe der Rekonvaleszenz auf normale Werte fielen. Der höchste Endotoxin-Spiegel fällt mit der höchsten Körpertemperatur von 40 °C zusammen. Hingewiesen werden soll auf den Verlauf der Endotoxin-Neutralisations-Kapazität (CEC), die während der akuten Phase absinkt und schon am zweiten Tag wieder anzusteigen beginnt.

Abbildung 6 veranschaulicht die Meßwerte eines Patienten, der sich in einer akuten Phase eines Morbus Crohn befand. Es fällt auf, daß die gemessenen Endotoxin-Spiegel bei dieser chronischen Erkrankung des Darms im Niveau erheblich höher als im Fall der akuten Phase des Patienten mit Q-Fieber liegen. Es wurden hier bis zu 4-fach höhere Endotoxin-Mengen gemessen. Unabhängig davon spiegelt der Verlauf der Endotoxin-Messungen den klinischen Befund mit einer Krise am 2. Tag und anschließender deutlicher Besserung bis zum 9. Tag wider.

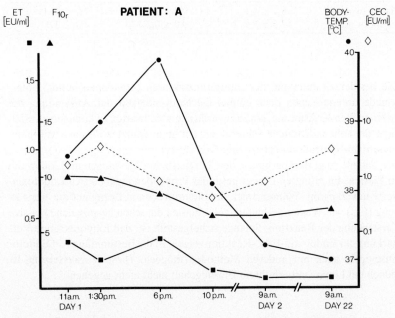

Abb. 5. Endotoxin-Gehalt, Interferenz-Faktor (F_{10r}), kritische Endotoxin-Konzentration (CEC) im Plasma sowie Körpertemperatur eines Patienten mit Q-Fieber

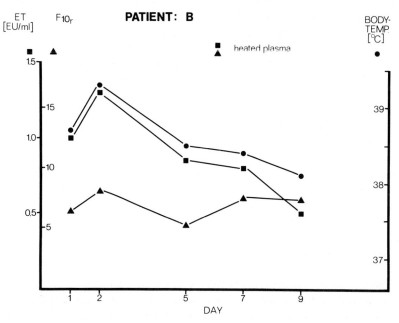

Abb. 6. Endotoxin-Gehalt und Interferenz-Faktor (F_{10r}) im Plasma sowie Körpertemperatur eines Patienten in der akuten Phase eines Morbus Crohn

Bei einem weiteren Patienten mit Zeichen einer akuten Sepsis (Fieber, Schüttelfrost, Petechien, warme Hypotension, leichte Nackensteifigkeit und Koma) wurden vom Zeitpunkt der Klinikaufnahme an Messungen durchgeführt. Die Ergebnisse sind in Tabelle 2 zusammengefaßt. Bei diesem akut schwerkranken Patienten finden wir außergewöhnlich hohe Endotoxin-Spiegel von 700 pg/ml bei gleichzeitig positiver Blut- und Liquor-Kultur. Im weiteren Verlauf nehmen

Tabelle 2. Endotoxin, Interferenz-Faktor (F_{10r}) und kritische Endotoxin-Konzentration (CEC) im Plasma eines Patienten mit Sepsis *(Neisseria meningitidis* Gruppe B)

Tag	Zeit	Körpertemp. °C	Kultur Blut/Liquor	erhitzt Endotoxin pg/ml	F_{10r}	unerhitzt CEC pg/ml
1.	10,00	40,9	+ / +	704	10,6	280
1.	14,00	38,0		128	7,3	150
2.	9,00	37,2	− / +	88	8,4	110
3.	9,00	38,2	− / −*	104	7,8	330
13.	9,00	37,5		80	7,8	890

* Endotoxin: 1280 pg/ml; F_{10r} = 2, 5; CEC = 12 pg/ml

die Endotoxin-Spiegel parallel zur klinischen Besserung ab. Die Blutkultur ist am zweiten Tag, die Liquorkultur am dritten Tag wieder negativ, obwohl noch ein hoher Endotoxin-Spiegel im Liquor nachweisbar ist. Auch bei diesem Patienten wird die individuelle Schwankung des Interferenzfaktors deutlich.
Die Vermutung, daß die kritische Endotoxin-Konzentration ein Maß für die Endotoxin-Neutralisations-Kapazität ist, wird durch die Verlaufsbeobachtung bei diesem Patienten gestützt. Wir finden, wie auch bei dem ersten Patienten beschrieben, zunächst abfallende CEC-Werte, die kurze Zeit nachdem die Endotoxin-Spiegel sinken, wieder ansteigen.
Anhand dieser Ergebnisse ist klar zu erkennen, daß der Befund „Endotoxinnachweis positiv – Kultur negativ" keinen Widerspruch enthält und nicht als falsch positiver Limulustest interpretiert werden kann. Außerdem wird deutlich, daß nur eine Verlaufsbeobachtung zu interpretierbaren Ergebnissen führt.

Zusammenfassung

Die hier dargestellten Ergebnisse zum quantitativen Nachweis von Endotoxin verdeutlichen die Aussagekraft und Bedeutung der beschriebenen Methode. Dennoch ist die Situation nicht unproblematisch [8]. Neben einer ausreichenden Empfindlichkeit stellt die Fähigkeit des Lysates, eine befriedigende und reproduzierbare Wiederfindung definiert zur Probe zugegebener Endotoxin-Mengen zu erzielen, eine entscheidende Voraussetzung für verläßliche Messungen dar. Das Verhalten des verwendeten Lysates muß auch in dieser Hinsicht geprüft werden, da sich nach unserer Erfahrung unterschiedliche Lysatchargen diesbezüglich erheblich unterscheiden können. Eine unzureichende Recovery läßt eine zuverlässige Quantifizierung kleiner endogener Endotoxin-Mengen nicht zu.
Abschließend kann gesagt werden, daß eine Voraussetzung für die zuverlässige Bestimmung des Endotoxingehaltes klinischer Proben das Erkennen und Einbeziehen probeninterner Interferenzen ist. Die hier verwendete Methode erfüllt diese Voraussetzung. Zur Beurteilung der gemessenen Werte in Bezug auf Diagnose, Verlauf und Prognose ist die mehrfach wiederholte Bestimmung unumgänglich.

Literatur

1. Levin J and Bang FB (1968) Clottable protein in Limulus, its localisation and kinetics of its coagulation by endotoxin. Thromb Diath Haemorrh 19: 186–197
2. Levin J, Tomasulo PA and Oser RS (1970) Detection of endotoxin in human blood and demonstration of an inhibitor. J Lab Clin Med 75: 903–911

3. Cooperstock MS, Tucker RP and Baublis JV (1975) Possible pathogenic role of endotoxin in Reye's syndrome. Lancet i: 1272–1274
4. Urbaschek B (1976) Zur Frage der pathogenetischen Bedeutung von Endotoxinen bei Infektionen mit gramnegativen Bakterien. Zbl Bakt Hyg, I. Abt Orig A 235: 26–35
5. Ditter B, Becker K-P, Urbaschek R and Urbaschek B (1982) Detection of endotoxin in blood and other specimens by evaluation of photometrically registered LAL-reaction-kinetics in microtiter plates. Prog Clin Biol Res 93: 385–392
6. Ditter B, Becker K-P, Urbaschek R und Urbaschek B (1983) Quantitativer Endotoxin-Nachweis. Automatisierter, kinetischer Limulus-Amöbozyten-Lysat-Mikrotiter-Test mit Messung probenabhängiger Interferenzen. Arzneim Forsch 33: 681–687
7. Urbaschek B, Becker K-P, Ditter B and Urbaschek R (1985) Quantification of Endotoxin and Sample-Related Interference in Human Plasma and Cerebrospinal Fluid by Using a Kinetic Limulus Amoebocyte Lysate Microtiter Test. In: Microbiology – 1985, Leive L (ed). Washington DC: American Society for Microbiology pp 39–43
8. Urbaschek B (1985) Recent Developments for Detecting Endotoxins in Body Fluids. Introduction. In: Microbiology-1985, Leive L (ed.). Washington DC: American Society for Microbiology, p 27

Immunglobulin M –
physiologische Mechanismen und Wirkungsweise

W. Opferkuch

So umfangreich die Literatur über IgG-Antikörper ist, so wenig ist über IgM-Antikörper bekannt. Ein Grund dafür mag darin bestehen, daß das IgM-Molekül schwieriger zu handhaben ist als das IgG-Molekül. IgM ist schwer zu reinigen, es neigt zur Aggregation, zum Anheften an Oberflächen, es bindet entweder wenig avide an Antigene, oder es bindet so fest, daß man es beispielsweise nicht mehr von einer Immunabsorptionssäule entfernen kann.

Wer einmal mit monoklonalen IgM-Antikörpern gearbeitet hat, weiß, daß dieses Molekül für jede unliebsame Überraschung sorgen kann. Dennoch ist das IgM sowohl von seinem Aufbau als auch von seiner Funktion her ein äußerst interessantes Molekül.

IgM besteht aus Untereinheiten, die wie das normale Immunglobulin aus zwei leichten und zwei schweren Ketten aufgebaut sind, woraus sich zwei Antigen-Bindungsstellen und ein Fc-Stück ergeben. Das Fc-Stück ist wichtig für die Aktivierung des Komplementsystems; dies ist eine herausragende Funktion des IgM-Moleküls. Allerdings besteht der konstante Teil nicht aus drei, sondern aus vier konstanten Domänen. Die Bedeutung dieses Aufbaus ist unbekannt.

Die Untereinheiten sind zu einem Pentamer zusammengelagert; sie sind durch eine J-Kette kovalent miteinander verbunden (Abb. 1). Damit hat das IgM-

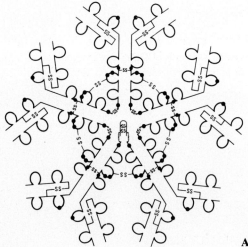

Abb. 1. Aufbau des IgM-Moleküls

Molekül die Möglichkeit, mit 10 antigenen Determinanten zu reagieren. Ob das Molekül allerdings mit allen 10 Determinanten binden kann, hängt davon ab, ob auf dem Antigen die Determinanten in der entsprechenden Distanz stehen, d. h. in dieser Dichte vorhanden sind. Die IgM-Antikörper sind in einer Konzentration von 100 µg/100 ml im Serum vorhanden und damit in einer geringeren Konzentration als IgG- und IgA-Antikörper.

Die wichtigste Funktion von IgM besteht in der Aktivierung des Komplementsystems und in der Neutralisation von Partikeln, d. h. in der direkten Reaktion mit dem Antigen. IgM-Antikörper finden sich nicht nur im Serum, sondern auch in inneren und äußeren Sekreten, allerdings in unterschiedlicher Konzentration. Die Klasse der IgM-Antikörper wird bei der primären Antwort, also bei der ersten Begegnung eines Organismus mit einem Antigen, gebildet. Damit ist das IgM sozusagen die erste spezifische immunologische Verteidigung, die der Organismus zur Verfügung stellt. IgM-Antikörper sind ferner die beim Säugling zuerst gebildeten Antikörper. Schon nach 10 Monaten erreicht die IgM-Konzentration im Serum die endgültige Höhe, während die übrigen Immunglobulinklassen erst später ihre endgültige Höhe erreichen.

Das IgM ist somit ein wichtiger Bestandteil der humoralen Infektabwehr. Dabei unterscheidet man folgende Funktionen (Tabelle 1):
– Die rein humoral-spezifischen Funktionen der Virus- und Toxinneutralisation;
– die unspezifische Kooperation, nämlich das Zusammenspiel eines spezifischen Antikörpers mit dem Komplementsystem über den klassischen Reaktionsweg. Dabei entsteht der C5b-9-Komplex, der zur Schädigung der Zelle führt. Ein ähnlicher Mechanismus besteht bei der Virusneutralisation; dabei wird die Antikörperwirkung durch die Aktivierung der ersten, zweiten und vierten Komplementkomponente unterstützt.

Eine weitere Funktion stellt die zellulärhumorale Kooperation dar. Diese besteht in der Steigerung der Phagozytose durch Opsonisierung, die bei IgM-Antikörpern durch die anschließende Aktivierung des Komplementsystems erfolgt. Die gebundene aktivierte dritte Komplementkomponente (C3b) wirkt dabei als Opsonin.

Tabelle 1. Mechanismen der humoralen Infektabwehr

1. *Rein humorale Mechanismen*
   a) Entzündungsmediatoren (Kinine, Anaphylatoxin, Lipidmediatoren)
   b) Virusneutralisation
   c) Serumbakterizidie
   d) Viruslyse
2. *Humoral-zelluläre Kooperation*
   (Humorale Faktoren als Hilfsmittel der Phagozytose)
   a) Antikörper
   b) Komplement Komponenten (C4, C3, ß1H)

Tabelle 2. Biologische Aktivitäten des Komplementsystems

Entzündungsmediatoren	Aktivitäten an Zelloberflächen
C2-Kinin	Virusneutralisation
Anaphylatoxin	Immunadherenz
Chemotaktischer Faktor	Opsonierung
Leukozyten-mobilisierender Faktor	Zytolyse

Borsos und Rapp [3] zeigten, daß die Aktivierung des Komplementsystems durch IgM-Moleküle, auf Gewichtsbasis bezogen, 400 mal effizienter als durch IgG-Moleküle erfolgt. Der Grund dafür ist, daß IgG-Moleküle immer in Doubletten in einer sehr engen räumlichen Anordnung vorhanden sein müssen, um Komplemente aktivieren zu können. Aus rein statistischen Gründen müssen ungefähr 2000 Antikörpermoleküle vorhanden sein, um eine solche Doublette zu erzeugen. Beim IgM reicht ein Molekül aus, um diese Aktivierung hervorzurufen.

Die Aktivierung des Komplementsystems führt zu einer Reihe von biologischen Folgereaktionen (Tabelle 2) die man folgendermaßen einteilen kann:
1. Entstehung von Entzündungsmediatoren, die für die entsprechende Entzündungsreaktion mit verantwortlich sind. Durch diese Entzündungsreaktion ist nicht nur das Schicksal des eingedrungenen Keimes determiniert, sondern auch die Schädigung des Gewebes, die mit jeder Entzündung einhergeht.
2. Folgereaktionen, die sich an der Oberfläche der Zelle abspielen, wie Virusneutralisation, Immunadhärenz, Opsonierung und Bakterizidie bzw. Zytolyse.

Die wichtigsten Funktionen bei der Infektabwehr sind zweifelsohne die Opsonisierung und die Bakterizidie. Bei der Phagozytose müssen wir drei verschiedene Typen unterscheiden: die sog. unspezifische Phagozytose (vermittelt z. B. durch Adhärenz von Bakterien an Phagozyten oder durch das C-reaktive Protein, durch Fibronectin und andere Substanzen), sowie die opsoninabhängige Phagozytose, die entweder durch IgG oder C3b vermittelt wird. Unter Opsonisierung versteht man die Kontaktvermittlung zwischen einem Keim und einem Phagozyten, mit der Konsequenz, daß der Phagozyt diesen Keim in sich aufzunehmen und abzutöten vermag.

Man unterscheidet 3 Teilschritte der Phagozytose (Tabelle 3).

Tabelle 3. Teilschritte der Phagozytose

1. Anhaften von Partikeln an Phagozyten
2. Aufnahme von Partikeln in das Zellinnere
3. Abtötung aufgenommener lebender Zellen

Tabelle 4. Chemilumineszenzreaktion auf verschiedene Stimuli

Stimulans	Maximum der Chemilumineszenz
E	10 000 cpm
IgG	165 000 cpm
IgM	10 000 cpm

Die Anheftung von Partikeln an den Phagozyten führt, wie gesagt, zur Aktivierung der Zellmembran; diese manifestiert sich u. a. auch in der Freisetzung von O_2-Radikalen und ist durch Chemilumineszenz nachweisbar. Manche O_2-Radikale sind an der Abtötung beteiligt. Andere O_2-Radikale können auch zur Gewebsschädigung führen; welche der einzelnen Radikale daran beteiligt sind, muß noch geklärt werden.

Weiterhin wurde der Einfluß der Opsonisierung auf die Radikal-Freisetzung untersucht (Tabelle 4). Am Beispiel von Erythrozyten konnten wir feststellen, daß es unter dem Einfluß von Immunglobulinen der Klasse IgG zu einer ganz massiven Radikal-Freisetzung kommt [4].

Anders beim IgM: hier kommt es nur zu einer geringen Freisetzung, die allerdings länger anhält. Wenn man die Radikal-Freisetzung und die Phagozytose als Funktion der Konzentration an IgG-Antikörper nimmt, so zeigt sich, daß die Werte sowohl für Konzentration als auch für Phagozytose mit steigenden Mengen an IgG bis zu einem bestimmten Plateau zunehmen (Abb. 2). Eine Erhöhung der C3b-Menge am Partikel führt jedoch nicht zu einer weiteren Radikal-Freisetzung, obwohl die Phagozytoserate deutlich gesteigert werden kann [4]. Prinzipiell gibt es zwei verschiedene Arten der Phagozytose, nämlich eine IgG- und eine C3b-vermittelte. Die biochemische Konsequenz dieser durch verschiedene Opsonine vermittelten Phagozytose kann man durch die Chemilumineszenz oder im Elektronenmikroskop nachweisen.

Die zweite Funktion der Komplementaktivierung durch IgM-Antikörper besteht in der Serumbakterizidie. Abb. 3 zeigt die Abtötung eines serumsensiblen Keimes durch 1%-iges Humanserum; die Keimzahl wird innerhalb von 60 Minuten um ungefähr zwei Dekaden verringert. Serumresistente Keime vermehren sich in dieser Zeit entsprechend der Wachstumskurve.

Aus der Struktur und Funktion des IgM-Moleküls ergibt sich die Frage, ob ein Vergleich zwischen der Wirksamkeit von IgG- und IgM-Antikörpern möglich ist. Es gibt eine Reihe von Untersuchungen über einen direkten Vergleich der Zugehörigkeit protektiver Antikörper zur Klasse IgG bzw. IgM. Obwohl nur wenige dieser Untersuchungen wirklich aussagekräftig sind, schreiben doch die meisten Autoren dem IgM eine erhöhte Wirksamkeit zu. Damit könnte natürlich rein theoretisch auch die höhere Effizienz der Komplementaktivierung korrelieren.

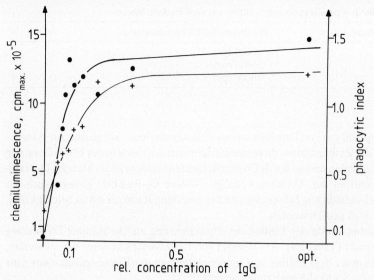

Abb. 2. Der Einfluß der IgG-Konzentration, gebunden an Schaferythrozyten, auf die luminolabhängige Chemilumineszenz (+——+) und die Phagozytoserate (●——●). Als Phagozyten wurden *P.-acnes* aktivierte Makrophagen verwendet

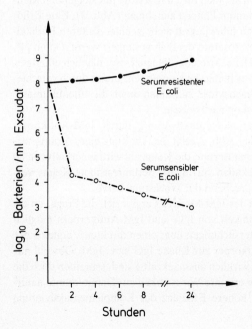

Abb. 3. Wachstumskurve serumsensibler und serumresistenter *E. coli* in vivo. Zum Zeitpunkt 0 wurden je 10^8 *E.-coli*-Keime in Ratten lokal implantiert; nach verschiedenen Zeiten wurden Proben entnommen und die Keimzahl bestimmt

Es gibt ferner Arbeiten über Infektionsmodelle wie die von Bjornson und Mitarb. [1,2] sowie Hällgren [5], die eine Überlegenheit des IgM-Moleküls nachgewiesen haben, obwohl es auch hier einige schwer einzuordnende Befunde gibt.

Die prinzipielle Schwierigkeit eines solchen Vergleichs besteht immer darin, daß Antikörpermoleküle der Klasse IgG mit denen der Klasse IgM verglichen werden, ohne daß bekannt ist, inwieweit diese beiden Antikörpermoleküle überhaupt zu vergleichen sind, d. h. ob sie die gleiche Affinität zum Keim haben, und anderes mehr.

In diesem Zusammenhang müssen auch die Arbeiten von Hyman [6] genannt werden, in denen gezeigt wird, daß geringe Mengen spezifischer IgM-Antikörper bei der Immunisierung durch ein entsprechendes Antigen zu einer Steigerung der Immunantwort führen. Diese wenigen Publikationen lassen noch keine generalisierenden Schlüsse zu. Sie legen aber die Vermutung nahe, daß IgM-Antikörper in ihrer protektiven Wirkung den IgG-Antikörpern überlegen sind. Es sind jedoch noch viel mehr Informationen notwendig, um die Bedeutung und den Stellenwert des IgM-Antikörpers bei der Infektabwehr unter allen Aspekten zu bestimmten.

Literatur

1. Bjornson Ab, Michael JG (1970) Biological activities of rabbit immunoglobulin M and immunoglobulin G antibodies to Pseudomonas aeruginosa. Infekt Immun 2: 453–461
2. Bjornson AB, Bjornson HS, Kitko BP (1980) Participation of normal human immunoglobulins M, G and A in opsonophagocytosis and intracellular killing of Bacteroides fragilis and Bacteroides thetaiotaomicon by human polymorphonuclear leukocytes. Infect Immun 28: 633–637
3. Borsos T, Rapp HJ (1965) Complement fixation on cell surfaces by 19S and 7S antibodies. J Science 150: 505
4. Büscher KH, Opferkuch W, Klimetzek V (1984) Effects of different opsonins on the production of oxygen radicals and chemiluminescence of macrophages. In Bors W, Saran M, Tait D (eds) Oxygen radicals in chemistry and biology, Walter de Gruyter, Berlin, New York, pp 893–896
5. Hällgren R, Sjöström P, Bill A (1978) The uptake of IgG and IgM coated sheep erythrocytes in perfused rabbit liver. Immunology 34: 347–351
6. Heyman B, Adrighetto G, Wigzell H (1982) Antigen-dependent IgM-mediated enhancement of the sheep erythrocyte response in mice. J Exp Med 155: 994–1008

Immunglobulin M-Präparat:
Herstellung, Eigenschaften und Wirksamkeit

W. Stephan und H. Dichtelmüller

Die Brügger Madonna von Michelangelo (Abb. 1) hat mit dem genannten Thema zunächst nichts zu tun. Die Madonna steht hier für die Stadt Brügge, in

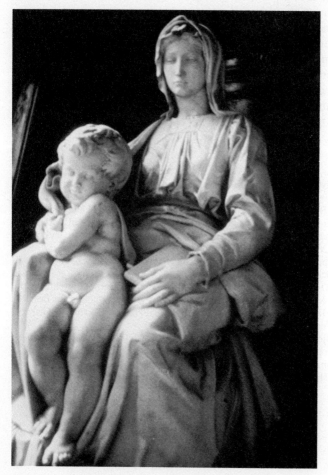

Abb. 1. „Brügger" Madonna, Michelangelo 1501–1504

der der erstgenannte Autor anläßlich des jährlichen Kongresses "The Protides of the Biological Fluids" Anfang der 70er Jahre Herrn Professor Tympner kennenlernte. Prof. Tympner habilitierte damals über die Wirksamkeit von IgM- und IgA-Konzentraten [1] und hat seinerzeit schon darauf hingewiesen, daß es sehr wichtig wäre, die intramuskuläre Applikation von IgM-Konzentraten durch eine intravenöse zu ersetzen. Er berichtete von Versuchen, die er selbst in der Klinik durchgeführt hatte, nämlich über Glasperlensäulen IgM aus Plasma zu isolieren und kranken Kindern mit Erfolg zu verabreichen. Nach den Gesprächen mit Prof. Tympner haben wir dann bei Biotest nach einer Isolierungsmethode für IgM gesucht, die schnell und praktikabel sein sollte.

Wenn man sich eine dreidimensionale Darstellung der Serumproteine ansieht (Abb. 2), so liegt die Problemlösung zur Isolierung von IgM aufgrund des Molekulargewichts auf der Hand: Man trenne ein Serum über eine Gelfiltrationssäule, nehme den ersten Peak und erhält ein nahezu 90%ig reines IgM-Konzentrat.

An Sephadex G 200 haben wir das Serumpräparat Biseko [2] aufgetrennt, den hochmolekularen Peak isoliert, ankonzentriert und geprüft, ob die gewünschte Aktivität gegen bakterielle Erreger auch tatsächlich in dieser Fraktion vorliegt. In der passiven Hämagglutination [3] fanden wir einen Anti-E.-Coli-Titer von 1:640. Bei gleicher Proteinkonzentration zeigte der IgG-Peak einen Titer von 1:20. Es stellte sich jedoch nach sehr kurzer Zeit heraus, daß ein hochgereinigtes IgM außerordentlich unstabil ist, so daß ein stabilisierendes Medium notwendig

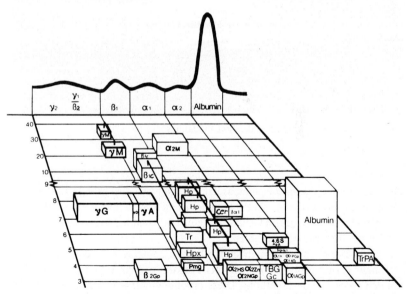

Abb. 2. Dreidimensionale Darstellung der Serumproteine (nach Schultze u. Heremans)

wurde: dies war wiederum das Serumpräparat Biseko. Das erste Präparat, das 1974 in der von-Hauner'schen Kinderklinik eingesetzt wurde, war Biseko mit erhöhtem IgM-Gehalt. Dies war ein stabiles Produkt, hatte erhöhte Antikörpertiter gegen bakterielle Erreger und erwies sich als wirksam und verträglich [4]. Fragt man sich, warum ein solches Präparat damals nicht auf dem Markt erschienen ist, so lautet die Antwort: Weil das Scaling-up, das heißt, die Multiplikation einer Gelfiltrations-Isolierungstechnik mit dem Faktor 1000–10000, nicht gelungen ist. Dies war damals ein unlösbares und ist auch heute noch ein sehr schwer zu lösendes Problem, so daß wir ab 1976 andere Trennmethoden geprüft haben.

Wir wenden heute eine Kombination von Cohn-Fraktionierung [5] und Oktansäure-Fällung [6] an. Ein wichtiger Schritt, um intravenöse Verträglichkeit zu erreichen, entspricht der Intraglobin-Herstellung: die β-Propiolacton-Behandlung zur Beseitigung der antikomplementären Aktivität [7].

Die Immunelektrophorese des jetzt vorliegenden IgM-Präparats Pentaglobin zeigt Abb. 3. Es sind nur drei Fraktionen nachweisbar: IgG, IgA und vor allen Dingen IgM.

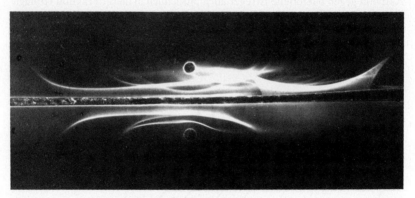

Abb. 3. Immunelektrophorese des IgM-Präparates

Die quantitative Proteinzusammensetzung ergibt sich aus Tabelle 1. Die antikomplementäre Aktivität von Pentaglobin ist niedrig; nicht ganz so niedrig wie bei Intraglobin: Aus diesem Grund wird eine langsamere Infusionsgeschwindigkeit als bei Intraglobin empfohlen.

Die antibakteriellen Antikörper sind in Tabelle 2 aufgeführt, die gegen Lipid A in Tabelle 3. Im Vergleich zu einem IgG-Präparat sind die antibakteriellen Titer um den Faktor 10 bis 20 erhöht. Diese erhöhte in-vitro-Aktivität spiegelt sich wider im Mäuseschutztest [8] (Abb. 4).

Tabelle 1. Proteinchemische Daten zu drei Chargen des IgM-Präparates

Parameter	Charge		
	46 10 43	01083	05082
Prot. (g/100 ml)	5,67	5,15	5,12
IgG (mg/100 ml)	3700	3720	3760
IgM (mg/100 ml)	744	520	536
IgA (mg/100 ml)	942	752	784
Reinheit (%)	97,9	98,7	98,7
Antikomplementäre Aktivität (mg Prot/CH_{50})	0,25	0,21	0,1

Tabelle 2. Reziproke Antikörpertiter (PHA) gegen bakterielle Antigene, geprüft in 3 Chargen des IgM-Präparates

Antigen	Charge		
	46 10 43	01083	05082
E. coli	2560	1280	1280
Ps. aeruginosa	1280	1280	1280
Klebs. pneumoniae	1280	2560	2560
Staph. aureus	80	160	160
Enterococcus	160	160	160
Strept. viridans	160	160	320
Strept. pyogenes	320	160	160

Tabelle 3. IgG- und IgM-anti-Lipid-A-Antikörperkonzentrationen im IgM-Präparat (Aktivität im Serum pool = 100%)

	Serumpool (50 Spender)	IgM-Präparat (Charge 462024)
IgG-anti-Lipid-A-Antikörper	100	1898
IgM-anti-Lipid-A-Antikörper	100	2521

Der Unterschied in der Schutzwirkung ist signifikant. 80% der Mäuse werden geschützt bei Anwendung des IgM-Präparates und 40% bei der Anwendung des IgG-Präparats. Das Überleben der Kontrollgruppe beträgt 10%.
Der synergistische Effekt von Antibiotika und Pentaglobin ergibt sich aus den Tabellen 4 und 5.
Den antitoxischen Effekt – in diesem Experiment wurde der bakterienfreie Überstand einer Pseudomonas aeruginosa-Kultur verwendet – zeigt Abb. 5.

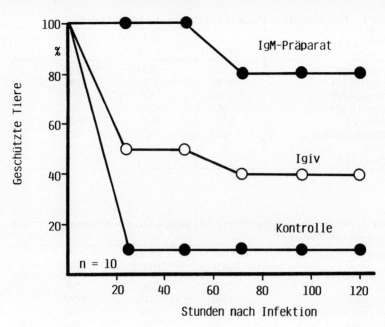

Abb. 4. Vergleich von i.v.-IgG mit IgM-Präparat in der Pseudomonas-Infektion der Maus. Keimzahl 10^7/Tier i.p., Immunglobulin 0,5 ml i.v.

Tabelle 4. Synergismus bei der Pseudomonas-Infektion (10^7 Keime/Tier i.p.)

Behandlung	Geschützte Tiere (%)
Cefsulodin (10 mg per os)	20
IgM-Präparat (0,1 ml, i.v.)	40
Cefsulodin + IgM-Präparat	75
unbehandelte Kontrolle	10

Tabelle 5. Synergismus bei der Staph. aureus-Infektion (10^5 Keime/Tier i.p.)

Behandlung	Geschützte Tiere (%)
Ampicillin (10 µg per os)	60
IgM-Präparat (0,1 ml i.v.)	20
Ampicillin + IgM-Präparat	90
unbehandelte Kontrolle	20

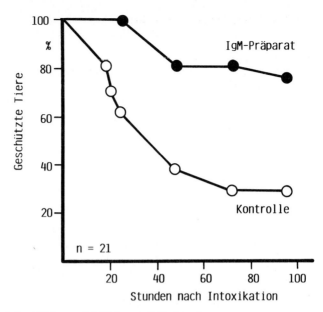

Abb. 5. Antitoxischer Effekt von IgM-Präparat (0,5 ml i. v.)

Wir sind uns über die Problematik im klaren, tierexperimentelle Befunde auf die klinische Praxis zu übertragen. Die vorgelegten günstigen tierexperimentellen Therapieergebnisse wurden modellbedingt mit hochdosierter Immunglobulingabe in der Initialphase der experimentellen Infektion erzielt. Die klinische Praxis muß zeigen, ob das beschriebene IgM-Präparat ein wirksames Mittel zur Therapie gramnegativer und auch grampositiver bakterieller Infektionen darstellt. Für diese Erwartung geben die vorgelegten Befunde berechtigten Anlaß.

Literatur

1. Tympner, KD (1971) Die Bedeutung der Immunglobuline (IgM und IgA) für die Diagnose und Therapie in der Kinderheilkunde. Habilitationsarbeit, Ludwig Maximilians Universität München
2. Stephan W (1971) Hepatitis-free and stable human serum for intravenous therapy. Vox Sang 20: 442–457
3. Neter E (1956) Bacterial Hemagglutination and Hemolysis. Bact Rev 20: 166–188
4. Tympner KD, Stephan W, Linderkamp O (1975) Intravenöse IgM-Applikation. Mschr Kinderheilk 123: 400–401

5. Kistler P, Nitschmann H (1962) Large scale production of human plasma fractions. Eight years experience with the alcohol fractionation procedure of Nitschmann, Kistler and Lergier. Vox Sang 7: 414
6. Blatrix C, Israel J, Reinert P, Griscelli C, Steinbuch M (1976) Utilisation d'une nouvelle préparation d'immunoglobulines enrichié en IgA et en IgM (IgGAM). La Nouvelle Presse médicale 5: 1193–1195
7. Stephan W (1969) Beseitigung der Komplementfixierung von γ-Globulin durch chemische Modifizierung mit β-Propiolacton. Z Klin Chem u. Klin Biochem 7: 518–520
8. Stephan W, Dichtelmüller H, Schedel I (1985) Eigenschaften und Wirksamkeit eines humanen IgM-Präparates für die intravenöse Anwendung. Arzneim-Forsch/Drug Res, 35 (I) 933–936

Klinische Bedeutung von Immunglobulin M und A in der Kinderheilkunde

K.-D. Tympner

Um die klinische Bedeutung der Therapie mit Immunglobulinen zu würdigen, ist ein Blick in die Medizingeschichte notwendig.
Die praktischen Ziele der Blutserum-Therapie bestanden für E. v.Behring 1892 [2] „... in der Gewinnung von Heilseren, mit denen man dem zu behandelnden Individuum Heilkörper einverleibt, welche die krankmachenden Ursachen vernichten ...",
„... speziell das zellfreie Blut, die klare seröse Flüssigkeit, welche sich nach der Blutgerinnung abscheidet, ist der Ausgangspunkt für die Prüfung der neuen Heilmittel geworden ..., und er, E. v.Behring, bezeichnete daher seine Heilmethode als „die Blutserum-Therapie".
Der immunologischen Forschung gelang es, zelluläre und humorale Reaktionsabläufe zu erkennen und als Wirkungsprinzip der Heilkörper E. v.Behrings die einzelnen Immunglobulin-Klassen genau festzulegen.

Begriffsbestimmung

Die *passive Immunisierung* in Form von Gammaglobulin-Gaben kommt dann zum Einsatz, wenn ein exponierter oder infizierter Körper aktiv noch nicht genügend entsprechende Antikörper bilden oder im Kreislauf halten konnte. Das ist nach Barandun [1] sicher bei den einzelnen Antikörpermangel-Zuständen (AMS) der Fall (Tabelle 1).

Pathophysiologie

Das neugeborene Kind kommt ausgerüstet mit allen immunologischen Fähigkeiten, aber ohne *körpereigene humorale Immunität* zur Welt.
Das plazentagängige IgG stammt von der Mutter. Den immunologischen „Schutzanstrich" der Schleimhäute übernehmen IgA-Antikörper aus der Muttermilch.

Tabelle 1. Einsatz von Pentaglobin bei einzelnen Antikörpermangelzuständen

Immunsystem	Austauschtransfusion	Ig-GAM Pentaglobin
B-Zellen	+	zellfrei
T-Zellen	(+)	zellfrei
humorale Immunität	+	+
C-Aktivierung	+	∅
Opsonierung	+	+
Phagozytose	(+)	+
Chemotaxis	+	+
Bakterizidie	(+)	+
Immunkomplexe	+	∅
Toxine	+	∅
Bakterien	+	∅
Viren	+	∅

IgM kann zwar sehr rasch vom Neugeborenen selbst gebildet werden, fehlt aber zum Zeitpunkt der Geburt noch völlig. Es wird beim Menschen nicht diaplazentar von der Mutter auf das Kind übertragen. Deshalb ist bei neugeborenen Kindern die Anfälligkeit für eine Sepsis mit gramnegativen Bakterien deutlich erhöht [6,11].

Vom Augenblick des Fruchtblasensprunges, von der Geburt an, ist das Kind einer keimbesetzten Umgebung ausgesetzt. Als erste Immunantwort bildet der junge Körper zunächst eigene makromolekulare IgM-Antikörper, später (von der 2./3. Lebenswoche an) etwa gleichzeitig IgG und IgA in unterschiedlicher Menge (Abb. 1).

Bei *intrauterin abgelaufenen Infektionen* werden schon früh körpereigene IgM- und IgA-Antikörper gebildet [9,11]. Die Kinder kommen mit hohen IgM-Spiegeln zur Welt. Diese Tatsache wird diagnostisch genutzt [10, 14], wie überhaupt hohe IgM-Antikörper-Konzentrationen in der Virus-Serologie eine frische Infektion anzeigen.

Von den klinischen Beobachtungen der vielfältigen Dysimmunglobulinämien her hat man eine Vorstellung der biologischen Wirksamkeit der einzelnen humoralen Immunglobuline. Dysimmunglobulinämien sind selektive Defekte einer oder mehrerer, nie aber aller Immunglobulin-Klassen [9] (Tabelle 2).

Fehlen bei Kindern Antikörper der IgM-Klasse, treten gehäuft Septikämien, hervorgerufen durch gramnegative Keime und Meningokokken-Meningitiden auf [12]. IgM fehlt beim Wiskott-Aldrich-Syndrom. Wir konnten diese Dysimmunglobulinämie bei einem Mädchen, das an Vaccina generalisata progressiva und einem kleinen Jungen, der an einer mukokutanen Candidiasis und Zoster-Infektion verstarben, beobachten.

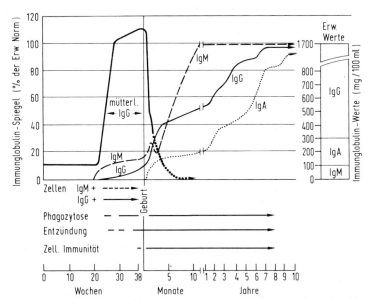

Abb. 1. Ontogenese der Immunantwort. (Schematische Darstellung der physiologischen intra- und extrauterinen Entwicklung. Unter pathologischen Bedingungen, bei intrauterinen Infektionen, schon früheres Einsetzen). Modifiziert nach Ch. A. Alford (1971)

Tabelle 2. Einteilung der Dysimmunglobulinämien

europäische Nomenklatur Typ	amerikanische Nomenklatur Typ	Immunglobulin-Konzentrationen		
		IgG	IgA	IgM
I	II	G (N)	a ($\downarrow$)	m ($\downarrow$)
II	I	g ($\downarrow$)	a ($\downarrow$)	M ($\uparrow$)
II	IV	g ($\downarrow$)	A (N)	M (N)
IV	III	G (N)	a ($\downarrow$)	M (N)
V	V	G (N)	A (N)	m ($\downarrow$)
VI	VI	G (N)	A (N)	M (N)
VII	VII	g ($\downarrow$)	A ($\uparrow$)	m ($\downarrow$)

(große Buchstabe (GAM) = N, normale oder erhöhte Serumkonzentration, kleiner Buchstabe (gam) fehlende oder verminderte Serumkonzentration der Ig.
$\downarrow$ = vermindert, $\uparrow$ = erhöht, N = normal)

Fehlende IgA-Antikörper werden einmal unter etwa 700 Normalpersonen ohne besondere Krankheitszeichen beobachtet. Bei der Ataxia teleangiektatika, dem Louis-Bar-Syndrom, fehlen Antikörper der IgA-Klasse.
Beim IgA-Mangel treten gehäuft Virusinfektionen an den Schleimhäuten des Respirations- und Gastrointestinaltraktes auf. IgA-Antikörper können auf Mikroorganismen vor deren Bindung an die Körperoberfläche einwirken.
IgA ist das vorwiegende Immunglobulin der Schleimhautoberfläche und der Milch (Kolostrum). Es ist als immunologischer „Schleimhautanstrich" denkbar.

Therapie

Seit der genauen klinischen Beobachtung und Beschreibung der Agammaglobulinämie durch Bruton [4] hat die passive Immunisierung in Form der *Ersatz- oder Substitutionsbehandlung* eine klar begründete Indikation bekommen. Diese Therapieform ist unbestritten und hat sich bewährt. Unsere Agammaglobulinämie-Patienten, die wir vom Kindesalter an bis ins Erwachsenenalter und durch das Berufsleben therapeutisch begleiten, sind meist in gutem Allgemeinzustand. Sie stellen uns aber immer wieder vor neue Fragen. Oft sind chronische Sinusitiden durch die Therapie nicht zu beseitigen, auch treten Pyodermien und Erysipele auf. Die Patienten sind gefährdet durch Osteomyelitiden.
Aus klinischer Sicht läßt sich der Wunsch ableiten, ein intravenös verträgliches Breitband-Immunglobulinpräparat mit dem biologisch vollwertigen Spektrum der gesamten wirksamen humoralen Immunität aller Immunglobulin-Klassen für die Therapie zur Verfügung zu haben.

Gewinnung

Die Präparation des Immunglobulinkonzentrates aus Humanserum erfolgte durch Chromatographie an kontrollierten Glasporen [5,7]. Diese Methode wurde dann von der Industrie übernommen. Es standen uns zur klinischen Prüfung [8,12] geringe Mengen eines IgM-Konzentrates (Abb. 2) zur Verfügung. Das Verfahren hat sich für den industriellen Einsatz nicht geeignet und mußte, wie heute vorgestellt, geändert werden.

Klinischer Einsatz

Verträglichkeit

Nachdem sich bei klinischen Prüfungen der *i. m.* verträglichen IgA- und IgM-Konzentrate trotz aller Nachteile der i. m. Gabe ein Behandlungserfolg abzeich-

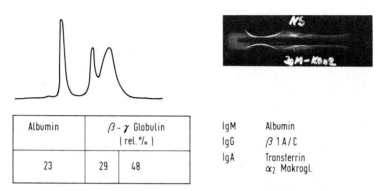

Abb. 2. Zusammensetzung eines i. v. verträglichen IgM-Serumpräparates (Biotest). Gesamteiweiß-Biuret-Methode, Immunglobulin-Konzentrationen-Tripartigen, Elektrophorese-Azetat-Folie, Immunelektrophorese mit einem polyvalenten Antihumanserum der Behringwerke. Wie die immunelektrophoretische Analyse im Vergleich zu einem Normalserum (NS) zeigt, handelt es sich um native Serumproteine

nete [9], setzten wir ein i. v. verträgliches Immunglobulinkonzentrat bei zwei schwerkranken geschädigten neugeborenen Kindern mit bakterieller Sepsis ein [8, 9, 12, 13].
In diesen Voruntersuchungen konnten wir 1970 [8, 13] erstmals zeigen, daß i. v. verabreichte IgM-Konzentrate ohne Nebenwirkungen vertragen werden.

Indikation

Es war nun zu prüfen, ob der Einsatz von Ig-GAM-Konzentraten klinisch notwendig und gerechtfertigt ist. Es galt eine klare Indikationsstellung zu finden. Da stehen uns all die Patienten vor Augen, die trotz gezielter Antibiose und ausreichender Versorgung mit humoraler Immunität durch eine i. v. Immuntherapie mit herkömmlichen Gammaglobulin-Präparationen keine schnelle und ausreichende Heilung erfuhren. Das sind beispielsweise Neugeborene mit Sep-

Tabelle 3. Indikationen für eine Pentaglobin-Therapie

physiologisches Antikörper-Mangel-Syndrom Neugeborenenperiode	Sepsis-*Therapie* in Kombination mit Antibiose
A-*Gamma*globulinämie Bruton	vollwertige Breitband-Immun-*Substitution*
Immunsuppression Zytostase	Immun*rekonstitution*

sis, oder junge Invalide mit einer Agammaglobulinämie (Bruton), die trotz ausreichender Immunglobulin-Gaben unter akuten und chronischen Infektionen wie Sinusitiden, eitrigen Bronchiektasen, Pyodermien, Erysipelen (Mykoplasmen) und Osteomyelitiden leiden.

Bei der Behandlung bösartiger Erkrankungen gelingt es nicht, die Krebszellen gezielt und allein zu zerstören. Es werden immer gleichzeitig wichtige Gewebe mitbetroffen. So sind in Abhängigkeit vom Ausmaß der Zytostase die Immunglobulin-Serumspiegel immer erniedrigt. Um Infektionen vorzubeugen, und zu behandeln ist unter Zytostase eine systemische Immunrekonstitution durch Immunglobuline angezeigt (Tabelle 3).

Klinische Erfahrungen

Neugeborenen- und Säuglingssepsis

Zur Behandlung der bakteriellen Septikämie bei neugeborenen Kindern und Säuglingen wird neben der gezielten Antibiose auch die Austauschtransfusion eingesezt. Der klinische Erfolg ist gesichert und wissenschaftlich begründet [3]. Die Antikörperaktivitäten sind anzuheben. Eine weitere Möglichkeit zum gleichen klinischen Erfolg zu kommen, ist in der stetigen langsamen i.v. Gabe von IgM-Konzentraten (Perfusor) zu sehen.

Im Vergleich zwischen Austauschtransfusion und kontinuierlicher Immunglobulininfusion ergeben sich folgende wesentliche Unterschiede.

Die kontinuierliche Immuninfusion ist zellfrei, frei von Immunkomplexen, Toxinen, Bakterien und Viren. Die Volumenbelastung ist eindeutig geringer, der Einfluß beider Behandlungsmöglichkeiten auf die immunologischen Grundfunktionen wie Antikörper-Aktivität und Phagozytoseleistung ist gleich. Damit steht mit der kontinuierlichen Immuninfusion von Immunglobulin-Konzentraten eine *risikoarme Therapiemöglichkeit* der Neugeborenen-Sepsis zur Verfügung. Die Entwicklung einer Graft-versus-Host-Reaktion (GvH) ist unmöglich, die Volumenbelastung steuerbar. Wir sahen in Einzelfällen eindeutig klinische

Erfolge bei Neugeborenen- und Säuglings-Sepsis. Die humoralen Immunglobulinspiegel waren anzuheben, die Antikörper-Aktivitäten und die Phagozytoseleistung konnten gesteigert werden.
Es soll aber nicht verschwiegen werden, daß bei einem weiblichen Säugling mit kombiniertem Immundefekt eine leichte anaphylaktische Reaktion auftrat. Anti-IgA-Antikörper konnten nicht nachgewiesen werden. Inwieweit das Komplementsystem auf klassischem oder alternativem Weg aktiviert wurde, ist offen geblieben.

Agammaglobulinämie (Bruton)

Dieses „Experiment der Natur" hat uns die biologische Bedeutung der gesamten humoralen Immunität für die Infektionsabwehr des Körpers deutlich gemacht. Patienten mit diesem X-chromosomal gebundenen Leiden erreichen heute bei guter ärztlicher Führung und ausreichender individuell abgestimmter intravenöser Gabe von herkömmlichen Immunglobulinpräparaten das Erwachsenen- und Berufsleben. Die Zahl der bakteriellen Infektionen läßt sich deutlich verringern. Trotzdem ist die Behandlung noch nicht ganz ausreichend und voll zufriedenstellend, da Krankheiten wie Pansinusitis, Bronchitis, eitrige Bronchiektasen, Pneumonien, Pyodermien, Erysipele und Osteomyelitiden die Lebensqualität der Patienten erheblich beeinträchtigen. Einige junge Männer sind zu Frühinvaliden geworden. Aus diesem Grund ist es wünschenswert bei diesem angeborenen Immundefekt der Agammaglobulinämie die vollständige humorale Immunität substituieren zu können.
Wir gaben den Agammaglobulinämie-Patienten das Immunglobulin Ig-GAM-Präparat (Pentaglobin). Die Verträglichkeit war gut. Die Immunglobulinkonzentrationen im Serum stiegen an. Die Antikörper-Aktivität und die Phagozytoseleistung waren deutlich verbessert, was auch klinisch zum Ausdruck kam.
Ein rothaariger Knabe mit allergischer Diathese klagte über kurzfristige Übelkeit. Es kam zur leichten Anschwellung der Hände. Ein Antihistaminikum mußte eingesetzt werden.

Immunsuppression

Die Anwendung immunsuppressiver Medikamente ist risikoreich. Sie hat aber die Prognose kindlicher Malignome besonders der akuten Lymphoblasten-Leukämie entscheidend verbessert. Bei der Behandlung werden nicht nur die Zellen des lymphatischen Systems und die Granulopoese funktionell beeinträchtigt, sondern auch gleichzeitig andere Zellsysteme des Körpers mitbetroffen. Die Schleimhaut-Schranke ist gestört. Infektionen und Eiweißverlust sind die Folge.

Klinisch muß das unter der Therapie entstandene *sekundäre Antikörpermangel-Syndrom* Beachtung finden. Die systemische Immunrekonstitution der humoralen Immunität ist für einen Behandlungserfolg mit Immunsuppression im Kindesalter entscheidend. Durch Substitution von Immunglobulinen kann der Antikörpermangel ausgeglichen und die Zahl der viralen sowie bakteriellen Infektionen verringert werden.

Wir gaben Kindern, die unter zytostatischer Behandlung standen, ebenfalls intravenös Pentaglobin. Es lagen folgende Erkrankungen vor:

akute lymphatische Leukämie, akute myeloische Leukämie (Monozyten-Leukämie), malignes Lymphom(B-Zell-Lymphom), Ewing-Sarkom (linker Oberschenkel).

Die Serum-Immunglobulin-Konzentrationen konnten angehoben werden. Das humorale Antikörpermangelsyndrom war zeitweise beseitigt. Die Antikörperaktivität im Serum und die Phagozytoseleistung der humoralen Granulozyten sowie die Gesamtzahl der Thrombozyten waren angestiegen.

Klinisch beachtenswert war die positive Beeinflussung viraler und bakterieller Infektionen.

Besonders eindrucksvoll war die Ausheilung einer üblen Herpes-Infektion im Genitalbereich eines 8 1/2 Jahre alten Mädchens mit einer akuten myeloischen Leukämie.

Insgesamt gesehen wurden die intravenösen Gaben des Ig-GAM (Pentaglobin) gut vertragen. An Nebenwirkungen waren folgende Erscheinungen zu beobachten:

kurzzeitiger Temperaturanstieg, Übelkeit mit Erbrechen und Beklemmungsgefühl, vorübergehende Schmerzen im Rücken- und Beckenbereich.

Da alle Patienten z. Z. der Immunglobulininfusion unter einer intensiven zytostatischen Medikation standen, ist nicht mit Sicherheit zu sagen, ob die beobachteten Erscheinungen allein auf die i. v. Immunglobulingabe zurückzuführen sind.

Mit dem Ig-GAM-Konzentrat (Pentaglobin) steht ein vollwertiges Immunpräparat zur Substitution der gesamten humoralen Immunität und deren biologischen Aktivität zum klinischen Einsatz zur Verfügung.

Damit verfügen wir über ein hochwirksames biologisches Präparat, dessen Einsatz, Dosierung und Gabe vom Arzt genau bedacht und überwacht werden muß. Um Nebenwirkungen zu vermeiden, sind bei der Applikation folgende Sicherheitsvorschriften einzuhalten:

Das Präparat darf vor der Infusion nicht unmittelbar aus dem Kühlschrank (+ 4 °C) kommen. Es muß auf Körpertemperatur angewärmt sein.

Die Infusionsgeschwindigkeit muß langsam und nach Möglichkeit durch Geräte (Perfusor, Dosifix) gesteuert werden.

Weitere Anwendungen

Neben den bisher bekannten Anwendungsgebieten zur Behandlung und zur Vorbeugung von bakteriellen Infektionen und Viruserkrankungen ist künftig der Einsatz von Pentaglobin auch zur immunologischen *Schleimhaut-Stabilisierung* in Form von Augentropfen, Salben, Kapseln (p.o.) und als Inhalation mit dem Ultraschallvernebler sowie zur Instillation über Katheter in den Urogenitaltrakt und andere Wunden denkbar (Tabelle 4). Erste Behandlungserfolge von akuten Atemwegserkrankungen im Kindesalter durch Ig-GAM-Inhalationen sind erfolgversprechend [15].

Mit Pentaglobin steht ein vollwertiges Breitband-Immunpräparat mit allen protektiven Antikörpern der Haupt-Immunglobulinklassen in ausreichender Konzentration und biologischer Wirksamkeit zur humoralen Immunsubstitution zur Verfügung.

An einzelnen Fällen ist die klinische Wirksamkeit gesichert. Der klinische Einsatz im größeren Rahmen wird uns vor weitere Fragen stellen, die in gemeinsamer Arbeit bis zum 100. Jahrestag des Erscheinens der „Blutserum-Therapie" E. von Behrings endgültig geklärt werden sollten.

Tabelle 4. Weitere Anwendungsmöglichkeiten von Pentaglobin

Art	Wirkungsart	Wirkungsprinzip	Therapie
Inhalation USV	Schleimhäute der Atemwege	Schleimhaut-Schutz – Viren – Bakterien – Allergene	geprüft
per oral Zusatz zur Muttermilch	Schleimhäute des Verdauungstraktes	Schleimhaut-Schutz – Viren – Salmonellose – Bakterien	geprüft
Spülflüssigkeit	Op-Wunden Katheter (z.B. Urologie u.a.m.)	direkt am Entzündungsherd	./.
Augentropfen	Konjunktiva	– Viren – Tränenersatz	./.
Salben	Hautschutz	Bakterien – Verbrennung – Ulzera	./.

Literatur

1. Barandun S (1981) Der klinische Einsatz von Immunglobulin Sandoz-Produkte
2. v. Behring, E (1892) Die praktischen Ziele der Blutserum-Therapie Leipzig, Georg Thieme 1892
3. Belohradsky, BH (1981) Immunität und Infektionen des Neugeborenen Immuntherapeutischer Einfluß des Blutaustausches. Urban u. Schwarzenberg
4. Bruton OC (1952) Agammaglobulinemia. Pediatrics 9: 722
5. Haller W, Tympner KD, Hannig K (1970) Preparation of Immunglobulin concentrates from human serum by chromotography on controlled pore glass. Analyt Biochem 35: 23–31
6. Neuhaus F, Tympner KD (1976) Nachweis von Infektionen in der Neugeborenen-Periode. Diagnostik: 465–466
7. Tympner KD, Strauch L (1970) Gelfiltration of macroglobulins from human serum through porous glass. Protides of the biological fluids. Vol 18: 477–479. Pergamon-Press
8. Tympner KD (1971) Passive immunisation of newborn infants with macromulecular IgM XIII. Intern Congress of Pediatrics. Vol. IV 64: p 279–283
9. Tympner KD (1972) Die Bedeutung der Immunglobuline IgM und IgA für die Diagnose und Therapie in der Kinderheilkunde. Habilitationsschrift, München
10. Tympner KD, Neuhaus F (1972) Der IgM-Latex-Test Dtsch med Wsch 97: 2003–2006
11. Tympner KD, Neuhaus F (1973) Immunantwort des Neugeborenen. Die gelben Hefte XIII. 1: S. 24–29
12. Tympner KD, Stephan W, Linderkamp O (1975) Intravenöse IgM-Applikation. Tagung d Dtsch Gesellschaft für Kinderheilkunde, Hamburg 9.–11. 9. 1974
13. Tympner KD, Neuhaus F (1976) Immunmangel beim Kind. Urban u. Schwarzenberg
14. Tympner KD, Kernert B, Mayser P (1978) Der Immunstatus des Neugeborenen und seine Bedeutung für das Infektionsrisiko. In: Neugeborenen-Infektionen Simon C u. v Loewenich V, F. Enke-Verlag, Stuttgart S. 122–131
15. Tympner, KD Inhalative Immun-Therapie beim Atemwegs-Infekt. Workshop Lunge-Umwelt u. Arbeitsmedizin Österreichische Gesellschaft f. Lungenerkrankungen u. Tuberkulose Linz, 1.–2. 3. 1985

Wirksamkeit von Immunglobulinen bei Patienten einer operativen Intensivtherapiestation

H.-M. Just, M. Metzger, W. Vogel und R. B. Pelka

Trotz verbesserter bakteriologischer Diagnostik und dem frühzeitigen, gezielten Einsatz von Antibiotika mit sehr guter in-vitro-Aktivität, gehören Infektionen zu den häufigsten Todesursachen bei Patienten von Intensivtherapiestationen [9]. Dabei beträgt die Infektionsletalität je nach Infektionslokalisation, Erreger, intensivtherapeutischen Maßnahmen, operativen Eingriffen und vor allem Grundkrankheiten noch bis zu 50% und mehr. Deshalb wird immer wieder versucht, diese hohe Infektionsletalität auch durch Gabe von Immunglobulinen zu reduzieren, ohne daß bisher durch klinische Studien diese Wirkung bei unausgewählten Infektionen bewiesen worden ist. Meist werden die Immunglobuline allerdings erst dann eingesetzt, wenn andere therapeutische Maßnahmen einschließlich Antibiotikatherapie nicht den gewünschten Erfolg gebracht haben.

Wir haben deshalb versucht, in einer prospektiven, randomisierten Studie nachzuweisen, in wieweit Immunglobuline in der Lage sind, die Intektionsletalität gerade bei Intensivtherapiepatienten mit sehr hohem Infektionsrisiko zu senken.

Patienten und Methode

Patienten

Die prospektive, randomisierte Studie wurde zwischen Juni 1979 und Juli 1982 in Zusammenarbeit zwischen der Klinikhygiene und dem Institut für Anästhesiologie des Universitätsklinikums Freiburg sowie dem Lehrstuhl für Angewandte Statistik und EDV an der Universität der Bundeswehr, München, durchgeführt. Eine Doppelblindstudie war nicht möglich, da aus technischen Gründen kein Placebo-Präparat hergestellt werden konnte, welches dem Immunglobulin-Präparat absolut geglichen hätte.

Bei allen Patienten der Intensivstation wurden routinemäßig einmal wöchentlich Urin und zweimal wöchentlich, bei allen beatmeten Patienten, Trachealsekret bakteriologisch untersucht. Blutkulturen wurden bei Temperaturerhöhung über 38,5 °C oder klinischem Verdacht einer Sepsis entnommen.

Als *Aufnahmekriterium* in die Studie war, neben der schriftlichen Einwilligung eines nahen Angehörigen, mindestens eine der folgenden Diagnosen zwingend vorgeschrieben:
- Infektiöse Komplikation nach chirurgischem Eingriff
- Infektiöse Komplikation nach Trauma
- Infektiöse Komplikation nach Intoxikation
- Schwere bakterielle Infektion wie Sepsis, Meningitis, Peritonitis, Pneumonie oder komplizierte Harnwegsinfektion.

Die Infektionsdiagnostik wurde dabei von Ärzten der Intensivtherapie-Station zusammen mit zwei Autoren (M.M., W.V.) entsprechend der in Tabelle 1 dargestellten Kriterien des Center for Disease Control, Atlanta, vorgenommen [7]. Die Diagnose einer Sepsis galt bei negativen Blutkulturen als gesichert, wenn mindestens drei der folgenden Symptome nachweisbar waren: Leukozytose > 15000 pro mm^3 bzw. Leukopenie < 5000 pro mm^3, Thrombozytenabfall < 100000 pro mm^3 bzw. $\geq$ 30% des Ausgangswertes, Auftreten von Gerinnungsstörungen, hyperdyname Kreislaufsituation (Cardiac-Index > 4,5 l/min × m^2, totaler peripherer Gefäßwiderstand < 800 dyn x s x cm^{-5}, positiver Fingerpuls), Temperaturanstieg über 38,5 °C, Schüttelfrost, respiratorische Insuffizienz mit Abfall des arteriellen Sauerstoffpartialdrucks, plötzliche Somnolenz bei kurzfristigem Blutdruckabfall (mod. nach 11).

Tabelle 1. Infektionskriterien (entsprechend 7)

Infektion	symptom	zusätzl. Diagnosekriterien
Sepsis	≥2 pos. Blutkulturen	klin. Symptomatik (Temp. ≥38,5° C, Leukozytose, ZVD, etc.) Ausschluß einer Kontamination!
Pneumonie	Röntgenbefund + Trachealsekretanalyse	Auskultationsbefund, Ausschluß einer Kolonisierung
Harnwegsinfekt	≥10^5 Bakterien/ml (Reinkultur!)	Keimzahl <10^5/ml oder Mischflora nur bei Pyurie oder eindeutiger klin. Symptomatik
Wundinfektion	Eiter	
Peritonitis	klin. Bild	

Die Patienten mußten älter als 15 Jahre sein und ein Körpergewicht von mindestens 45 kg haben. Es galten folgende *Ausschlußkriterien:*
- Infauste Prognose (incurables Grundleiden)
- Dauertherapie mit Corticosteroiden
- Gesicherte Allergie auf Humaneiweiß

Station

Die Anästhesiologische Intensivtherapiestation verfügt über neun Betten und wird von einem der Autoren (W. V.) hauptamtlich geleitet und von einer hauptamtlichen Hygienefachkraft betreut. 36 Schwestern und Ärzte versorgen durchschnittlich 390 Patienten pro Jahr mit einer durchschnittlichen Liegezeit von neun Tagen. Bei einer Analyse der Jahre 1977–1982 ergab sich eine relativ konstante jährliche Belegungsrate mit einer durchschnittlichen Letalität von 18% sowie einem konstanten Anteil an langzeitbeatmeten Patienten (> 24 h) von durchschnittlich 51%, von denen ein Drittel verstarb.

Prüfpräparate

Bei dem Prüfpräparat handelt es sich um ein in drei Fraktionen (IgG, IgA und IgM) angereichertes, i. v. applizierbares Immunglobulinpräparat der Firma Biotest, Frankfurt/M. (Tabelle 2). Die verwendeten Chargen waren in einer vorklinischen Prüfung auf Sterilität, Pyrogenität, Toxizität sowie im Tierversuch über sieben Tage getestet worden. Die Prüfungen auf pH-Wert, Proteingehalt, bak-

Tabelle 2. Analyse der verwendeten Immunglobulin-Chargen

	Charge	
	1079	461080
pH	6,95	7,15
Proteingehalt (mg/100 ml)	4910	5420
CAF-Elektrophorese (rel %)		
Albumin	1,1	0,8
Beta-Globulin	25,0	31,1
Gamma-Globulin	73,9	67,4
Immundiffusion nach Mancini (mg/100 ml)		
IgG	3020	2940
IgM	472	516
IgA	876	696
Bakterielle Antikörper (indir. Hämaggl.)		
Escherichia coli	1 : 320	1 : 320
Pseudomonas aeruginosa	1 : 640	1 : 640
Klebsiella pneumoniae	1 : 640	1 : 80
Staphylokokken	1 : 40	1 : 160
Enterokokken	1 : 80	1 : 40
Isoagglutinine (indir. Coombs-Test)		
Anti A	1 : 1	1 : 8
Anti B	1 : 2	1 : 8
Anti D	nicht nachweisbar	

terielle Antikörper, Isoagglutinine sowie eine CAF-Elektrophorese und eine Immundiffusion nach Mancini wurden in den Laboratorien der Kontrollabteilung der Firma Biotest vorgenommen.
Die Dosierung betrug 100 ml sofort nach Aufnahme in die Immunglobulingruppe der Studie und weitere 3 x 100 ml im Abstand von jeweils 12 Stunden, also insgesamt 400 ml in 36 Stunden.

Klinischer Verlauf

Alle in die Studie aufgenommenen Patienten wurden bis zu ihrem Tode oder der Entlassung aus stationärer Behandlung bzw. Verlegung in eine andere Klinik zu folgenden Zeitpunkten mittels eines vorgegebenen Erhebungsbogens erfaßt: Erfassungszeitpunkte (1–17):

(1)	1. Tag	(bei Aufnahme in Studie)		
(2)	2. Tag	(5)	7. Tag	bei der Verlaufsanalyse
(3)	3. Tag	(6)	9. Tag	berücksichtigt.
(4)	5. Tag	(7)	14. Tag	
(8)	21. Tag	(13)	56. Tag	bei der Verlaufsanalyse nicht
(9)	28. Tag	(14)	63. Tag	mehr berücksichtigt, wenn der
(10)	35. Tag	(15)	79. Tag	Datenverlust (durch Exitus/Ent-
(11)	42. Tag	(16)	77. Tag	lassung/Verlegung) über 50% be-
(12)	49. Tag	(17)	84. Tag	trug.

Dabei wurde der klinische Verlauf mit Temperatur, Puls, Blutdruck, Atemfrequenz, Husten mit Produktion von Sputum, Auskultations- und Röntgenbefund der Lunge, Urinausscheidung pro 24 Stunden, Erbrechen, Diarrhoe, Blutungen, Bauchdeckenspannung und Darmperistaltik sowie Zeichen eines Meningismus erfaßt und ausgewertet.
Als *Laborparameter* wurden kontrolliert: BKS, Hb, Hkt, Thrombozyten, Diff-BB, Blutzucker, Serum-Harnstoff, Serum-Kreatinin, SGOT, SGPT, PTT, Quick, Fibrinogen mit Spaltprodukten und arterielle Blutgase. Außerdem wurden das Gesamtprotein sowie IgG, IgA und IgM quantitativ durch Laser-Nephelometrie bestimmt [22].
Der *Infektionsverlauf* wurde außer anhand der klinischen Symptomatik bakteriologisch kontrolliert. Die Bewertung erfolgte nach folgendem Punkteschema:
0 = Erreger unbekannt
1 = Infektion und Erreger eliminiert
2 = Erreger eliminiert, aber neue Infektion aufgetreten
3 = Erreger nicht mehr nachweisbar, Infektion persistiert
4 = Infektion und Erreger persistieren
5 = Erreger persistiert und neue Infektion aufgetreten

Randomisierung und biometrische Auswertung

Die Randomisierung erfolgte nach einfacher Zufallszuordnung, wonach die aufgenommenen Patienten sofort nach Diagnosestellung einer der beiden Gruppen zugeordnet wurden. Aus biometrischen Gründen war ein Stichprobenumfang von je ca. 50 Patienten für die Immunglobulin- und die Kontrollgruppe vorgesehen. Der klinische Verlauf wurde anhand der Erfassungsbögen und der Sektionsprotokolle von je zwei Ärzten unabhängig voneinander auf einer vom Biometriker vorgegebenen Rangskala kategorisiert. Bei der Auswertung der Sektionsprotokolle kam es vor allem auf die Analyse der Todesursache (infektions-/ nicht infektionsbedingt) an; der Pathologe hatte keine Kenntnis, ob der Patient Immunglobuline erhalten hatte oder nicht. Die statistische Analyse der Daten wurde mit Hilfe von uni- und multivarianten Verfahren vom Lehrstuhl für angewandte Statistik und EDV an der Universität der Bundeswehr, München (R. P.), durchgeführt. Neben dem Programm „SPSS" wurden institutseigene Programme verwendet. Dabei wurden folgende Testverfahren eingesetzt: t-Test, Varianzanalyse, U-Test, Kruskal-Vallis-H-Test, Friedmanns Zweiweg-Ranganalyse (Chi-Quadrat), Fischer-Test [6,13].

Außer der Gesamtgruppe (n = 104) wurde die Gruppe der Überlebenden und die Gruppe der Verstorbenen getrennt ausgewertet. Die präoperative Risikoabschätzung erfolgte mit Hilfe der in Tabelle 3 ersichtlichen Bewertung klinischer Befunde nach Lutz und Klose [15]. Entsprechend dieser Risikoeinteilung wurden folgende Untergruppen gebildet:
- Risikogruppe R 0 = Patienten ohne operativen Eingriff
- Risikogruppe R 1 = niedriges operatives Risiko: 0–10 Punkte
- Risikogruppe R 2 = mittleres operatives Risiko: 11–20 Punkte
- Risikogruppe R 3 = hohes operatives Risiko: >20 Punkte

Die Risikopunkte setzen sich aus 18 gewichteten Risikofaktoren (je zwischen 0 und 16) zusammen, die folgende Bereiche umfassen: Operationsvorgeschichte, -vorbereitung, Alter, Gewicht, Herz-, Kreislauf-, Lungen-, Nieren-, Leberfunktion sowie endokrine und andere laborchemische Daten. So hat ein z. B. polytraumatisierter Jugendlicher mit längerer Notoperation wegen starker Blutverluste ein hohes operatives Risiko (>20 Punkte), ein 70jähriger bei altersentsprechenden Befunden und geplantem Eingriff ein niedriges Risiko (<10 Punkte). Außerdem wurden Patienten mit Pneumonie und mit Sepsis gesondert analysiert. Aufgrund des Datenverlustes durch Exitus oder Verlegung der Patienten konnten von dem Erfassungszeitraum (bis zu 12 Wochen) für manche Fragestellungen jedoch nur die Daten der ersten zwei Wochen für eine biometrisch sinnvolle Analyse verwendet werden.

Ergebnisse

104 Patienten wurden in einer prospektiven, randomisierten klinischen Studie erfaßt, wobei 50 Patienten das Immunglobulinpräparat, 54 Patienten als Kontrollgruppe nur Antibiotika erhielten. Die Tabellen 3 und 4 zeigen die gute Randomisierung beider Gruppen. Lebensalter, Geschlecht und durchschnittliches Körpergewicht der Patienten waren in beiden Gruppen ebensowenig unterschiedlich, wie die Indikationen für die Verlegung auf die Intensivtherapiestation sowie die Risikofaktoren der Patienten. Respiratorische Insuffizienz, Polytrauma und postoperative Komplikationen waren dabei in beiden Gruppen je 82 × die häufigsten Verlegungsgründe. In der Immunglobulingruppe waren 84% der Patienten, in der Kontrollgruppe 79% wegen mindestens 2 der in Tabelle 4 aufgelisteten Gründe auf die Intensivstation verlegt worden. Von den 104 Patienten waren 65 operiert worden mit ebenfalls gleicher Verteilung in

Tabelle 3. Randomisierungsanalyse

		Immunglobulin Gruppe (n = 50)	Kontroll-gruppe (n = 54)	Unterschied signifikant
A: Patienten				
Alter (Jahre)	Mittelwert ± S.D.*	40,2 ± 18,5	40,2 ± 18,6	nein
Geschlecht	männlich	32	34	nein
(Anzahl)	weiblich	18	20	nein
Gewicht (kg)	Mittelwert ± S.D.	69,0 ± 9,9	71,2 ± 10,5	nein
B: Applikation von Hämoderivaten				
Hämoderivate	ja %	20	15	nein
Bluttransf. (Ltr.)	Mittelwert ± S.D.	1,9 ± 2,1	2,5 ± 2,8	nein
Plasma (Ltr.)	Mittelwert ± S.D.	0,8 ± 1,4	0,7 ± 1,1	nein
C: Risikofaktoren in Immunglobulin- und Kontrollgruppe				
Anzahl der Gründe für Aufnahme auf IPS (Durchschn.)		2	2	nein
Präoperatives Risiko		4,3	4,3	nein
OP-Dauer (Stunden)		2,3	2,2	nein
Postoperative Komplikationen (in %) (vor Aufnahme in die Studie)		34	26	ja (= 5%)
Beatmung (% der Patienten)		97	92	nein
Blasenkatheter (in Tagen)		19	19	nein
Venenkatheter (in Tagen)		19	19	nein
Niereninsuffizienz (% der Patienten)		20	15	nein
Leberschädigung (% der Patienten)		20	20	nein
Alkoholabusus (% der Patienten)		11	11	nein
Zahl der Risikofaktoren		6,6	6,4	nein

* S.D. = Standardabweichung

Tabelle 4. Aufnahmegründe auf Intensivstation

Gründe	Immunglobulin (n = 50)	Kontrolle (n = 54)
Ateminsuffizienz	44	45
Polytrauma	21	23
Postoperative Komplikationen	17	14
Pneumonie	9	9
Peritonitis	6	4
Sepsis	3	5
Schock	3	3
Vergiftung	1	1
Sonstige	3	5

beiden Gruppen. Auch bei therapeutisch notwendigen Bluttransfusionen und Zufuhr von Hämoderivaten bestand zwischen beiden Gruppen kein signifikanter Unterschied. Die durchschnittliche Gesamtzahl der Risikofaktoren war in beiden Gruppen mit 6,6 bzw. 6,4 ebenso gleichmäßig verteilt wie das prä- und postoperative Risiko. Patienten mit eingeschränkter Nieren- und Leberfunktion waren ebenfalls in beiden Gruppen gleich häufig vertreten.

Die häufigsten Infektionen waren Pneumonie, Sepsis, Peritonitis, Wundinfektionen und schwere Harnwegsinfektionen (Tabelle 5). Das Erregerspektrum zeigt in beiden Gruppen keine signifikanten Unterschiede, in der Kontrollgruppe wurden jedoch häufiger *Enterobacter cloacae, Pseudomonas aeruginosa* und *Candida albicans* isoliert, in der Immunglobulingruppe *Escherichia coli* und *Haemophilus influenzae* (Tabelle 6). Antibiotika wurden in beiden Gruppen ebenfalls gleich oft gegeben, am häufigsten Breitspektrumpenicilline, gefolgt von Aminoglykosiden, Cephalosporinen und Clindamycin. Auch hier war kein Unterschied in der Verordnungshäufigkeit oder Substanzauswahl zwischen den beiden Gruppen feststellbar.

Tabelle 5. Aufnahmegründe in die Studie

Infektionen	Immunglobulin (n = 50)	Kontrolle (n = 54)
Pneumonie	36	38
Sepsis	20	22
Peritonitis	9	7
Harnweginfektion	4	8
Wundinfektion	2	2
Sonstige	4	5
Durchschnittliche Infektionen pro Patient	1,5	1,5

Tabelle 6. Erregerspektrum

	Immunglobulin (n = 50)	Kontrolle (n = 54)
Grampositive	(n = 38)	(n = 42)
Staphylokokken (Koag. pos.)	14	17
Enterokokken	8	8
Staphylokokken (Koag. neg.)	5	7
Streptokokken (außer Enterokokken)	5	6
Pneumokokken	6	4
Gramnegative	(n = 38)	(n = 31)
Escherichia coli	12	4
Pseudomonas aeruginosa	5	8
Enterobacter cloacae	3	7
Klebsiella spezies	4	3
Proteus spezies	3	4
Serratia spezies	3	4
Haemophilus influenzae	6	0
Citrobacter spezies	1	1
Bacteroides spezies	1	0
Candida Albicans	2	6
Sonstige	1	0
Insgesamt	79	79

Immunglobulinwirkung

Die erfaßten Patientendaten wurden unter der Fragestellung analysiert, ob sich eine zusätzliche Immunglobulinwirkung in Abhängigkeit vom Infektionsrisiko oder von bestimmten Infektionen zeigen ließe. Außer der „Gesamtgruppe" (G), den Untergruppen „Überlebende" (Ü) und „Verstorbene" (V) wurden deshalb die operierten Patienten (n = 65) entsprechend ihres präoperativen Risikos in den Gruppen R 1 bis R 3 miteinander vergleichen, ebenso die Patienten mit Sepsis und Pneumonie (Tabelle 7 und 8). Ein deutlich signifikanter Unterschied (p ≤0,01) zu Gunsten der mit Immunglobulin behandelten Patienten (n = 50) zeigte sich bei den Infektionsverläufen in der Gesamtgruppe (n = 104), der Gruppe der Überlebenden (n = 57), der Patienten mit hohem präoperativem Risiko (R 3; n = 26) und bei Patienten mit Sepsis (n = 29) bzw. Pneumonie (n = 64). Die Beatmungsdauer ließ sich nur bei Patienten mit hohem Risiko (R 3) deutlich signifikant (p ≤0,01) reduzieren, bei den Überlebenden dagegen nur schwach (p ≤0,05). Bei Patienten mit Pneumonie bzw. in der Gesamtgruppe war dieser Effekt nur noch mit 10% abzusichern (p ≤0,1). Deutlich verkürzt werden konnte die Liegedauer auf der Intensivstation ebenfalls nur bei Patienten mit hohem Risiko (R 3), von durchschnittlich 21,5 auf 14,8 Tage (p ≤0,01). Den

Tabelle 7. Einfluß von Immunglobulin (IG) auf den Infektionsverlauf bei verschiedenen Risikogruppen

	Ausgewertete Gruppen[1]																	
	G	Sig[2]	Ü	Sig[2]	V	Sig[2]	R0	Sig[2]	R2	Sig[2]	R3	Sig[2]	S	Sig[2]	P	Sig[2]		
Anzahl	IG K	50 54		25 32				18 21		9 17		14 12		13 16		30 34		
Liegedauer IPS in Tagen	IG K	18,6 18,9	(·)	20,9 18,6	(·)		16,3 19,3	(·)	20,9 17,0		20,6 19,2	(·)	14,8 21,5		21,0 16,9	++	18,3 21,6	(+)
Beatmungsdauer in Tagen	IG K	6,7 9,2	(+)	4,2 7,2	+				8,0 9,7		5,0 4,4		5,5 12,5	++	5,4 5,4		8,2 12,0	(+)
Infektionsverlauf[4]	IG K	2,5 3,5	++	2,1 3,2	++	2,9 3,6	+	2,1 3,4	(+)	3,2 3,4		1,6 3,8		1,7 3,1	++	2,6 3,5	++	
Infektion als Todesursache[5]	IG K	5,3 5,8	(+)				5,3 5,8		5,8 6,0		5,4 5,5	(·)	5,7 6,5		6,1 5,9	+	5,6 5,8	(·)
Nierenfunktion[6]	IG K		+		+			(+)		(·)		(+)		(+)		(+)		(+)
Anzahl Todesfälle	IG K	25 22	(·)				25 22		8 4		5 11		6 6	(·)	6 9	(·)	14 17	(·)

G = Gesamt
Ü = Überlebende
V = Verstorbene

RO = kein präoperatives Risiko
R[2] = Risikogruppe 2
R[3] = Risikogruppe 3

S Sepsisgruppe
P Pneumoniegruppe

K = Kontrollgruppe
IG = Immunglobulingruppe

++ = 1%
+ = 5%   } zugunsten IG-Gruppe
(+) = 10%

− − = 1%
− = 5%   } zugunsten Kontroll-Gruppe
(−) = 10%

(·) = nicht signifikant

1. Patientengruppen: (Student-T-Test)
2. Signifikanzangaben
3. Medianwerte (Student-T-Test)
4. Medianwerte (Mann-Whitney-U-Test) p. = persist.; e. = elimin., n. = neu, I. = Infektion, E. = Erreger
   0 = unbekannt; 1 = I.e. + E.e.; 2 = I.n. + E.e.; 3 = I.p. + E.p.; 4 = I.p. + E.e.; 5 = I.n. + E.p.
5. Medianwerte (Mann-Whitney-U-Test). 1 = keine Todesursache; ... 8 = Haupttodesursache
6. Analyse von Kreatinin und Harnstoff (Varianz-Analyse)

Tabelle 8. Statistische Signifikanz zugunsten der mit Immunglobulin behandelten Patienten (p ≤)

	Liege-dauer	Beatmungs-dauer	Infektions-verlauf	Infektion als Todes-ursache	Nieren-funktion
Gesamtgruppe (n = 104)	–	0,1	0,01	0,1	0,05
Überlebende (n = 57)	–	0,05	0,01	–	0,05
Verstorbene (n = 47)	–	–	0,05	0,1	–
Risikogruppen					
R0 (n = 39)	–	–	0,1	–	–
R1 (n = 13)	–	–	–	–	–
R2 (n = 26)	–	–	–	–	0,1
R3 (n = 26)	0,01	0,01	0,01	0,05	0,1
Sepsisgruppe (n = 29)	–	–	0,01	–	0,1
Pneumoniegruppe (n = 64)	0,1	0,1	0,01	–	0,1

Einfluß einer Infektion am letalen Ausgang beurteilten je 2 Kliniker und 2 Pathologen unabhängig voneinander nach folgendem Schema:

I = Infektion hatte keinen oder nur sehr geringen Anteil
II = Infektion war mäßig am letalen Ausgang beteiligt
III = Infektion war überwiegende oder alleinige Todesursache

Daraus ergab sich folgende Bewertung der Letalverläufe:

	Immunglobulin Gruppe (n = 50)	Kontroll Gruppe (n = 54)	Signifikanz (Mann-Whittney-U-Test)
I	7	3	
II	11	8	
III	7	11	
Ver-storben:	25	22	p = 0,006

Unter Immunglobulintherapie waren Infektionen seltener unmittelbare Todesursache. Bei den Verstorbenen ließ sich diese Immunglobulinwirkung insgesamt auf dem 6%-Niveau absichern, auch hier zeigt sich dieser Effekt deutlicher bei Patienten mit hohem präoperativen Risiko (R 3; p ≤0,05). In den Absolutzahlen der Verstorbenen war dieser Effekt jedoch nicht erkennbar. Hier war weder in der Gesamtanalyse noch in den Untergruppen ein signifikanter Unterschied zugunsten der mit Immunglobulin behandelten Patienten feststellbar.

Die Nierenfunktion ließ bei Patienten ohne zusätzliche Immunglobulintherapie in den ersten 14 Tagen eine Funktionsverschlechterung, gemessen an Serumkreatinin und -Harnstoff erkennen, die unter Immunglobulintherapie nicht so ausgeprägt war. Dieser Unterschied war zwar in der Gesamtgruppe und bei den Überlebenden am deutlichsten, aber auch hier nur auf dem 5%-Niveau abzusichern.

Dagegen war innerhalb der ersten 3 Tage in allen Gruppen bei Patienten mit Immunglobulintherapie ein Konzentrationsanstieg von IgG um durchschnittlich 200 mg/dl feststellbar (Kontrollgruppe 100 mg/dl), der am deutlichsten auch wieder bei Patienten mit dem höchsten operativen Risiko (R 3) mit 350 mg/dl (Kontrollgruppe 75 mg/dl) ausfiel. IgA und IgM nahmen in diesem Zeitraum unter Immunglobulingabe durchschnittlich um 60 mg/dl bzw. 45 mg/dl zu, ohne signifikantem Unterschied gegenüber der Kontrollgruppe.

Diskussion

Besonders Patienten mit reduzierter körpereigener Abwehr, polytraumatisierte und postoperative Patienten sind in erhöhtem Maße durch Infektionen gefährdet [4,8,9]. Diese häufig lebensbedrohenden Komplikationen, begünstigt durch Grunderkrankungen, diagnostische oder therapeutische Eingriffe sowie bestimmte Medikamente (z.B. Corticosteroide, Zytostatika und Narkotika), versucht man durch Austauschtransfusionen, Granulozytengaben oder spezifische Antikörper zu reduzieren [2,3,21,24]. Bedingt durch die Egebnisse einiger, teilweise kontrollierter Untersuchungen erhofft man sich, durch parenterale Applikation von Immunglobulinen eine Reduzierung bakterieller Infektionen schwerkranker Patienten zu erreichen [1,5,12,14,17].

Unter der Vorstellung, daß auch die Menge der zugeführten Immunglobuline einen Einfluß auf den Therapieerfolg hat, untersuchten wir die Wirkung eines in den 3 Fraktionen IgG, IgM und IgA angereicherten Immunglobulinpräparates zusätzlich zur gezielten Antibiotikatherapie auf schwere Infektionen bei Patienten einer operativen Intensivtherapiestation. Gestützt auf einige in-vitro-Studien über die Verbesserung der Wirksamkeit von Antibiotika durch Immunglobuline [23,25], erwarteten wir bei den Patienten mit zusätzlicher Immunglobulintherapie:
– kürzere Fieberdauer
– kürzere Beatmungsdauer
– kürzere Verweildauer in der Intensivtherapiestation
– leichteren Infektionsverlauf
– geringere Beeinträchtigung von Nieren- und Leberfunktion
– weniger infektionsbedingte Todesfälle

– deutlichsten Unterschied bei Patienten mit hohem Risiko (z. B. Risikogruppe R 3, Sepsisgruppe, Pneumoniegruppe).

Bei der Auswertung der erfaßten Daten überraschte uns die sehr gute Randomisierung, da es sich bei Patienten einer operativen Intensivstation erfahrungsgemäß um ein sehr inhomogenes Kollektiv handelt. Wegen der damit verbundenen höheren Konfidenzintervalle lassen sich selbst eindeutige Unterschiede statistisch schlechter absichern, weshalb auch statistische Wahrscheinlichkeiten auf dem 10%-Niveau (p $\leq 0{,}1$) stärker als nur als Trend gewertet wurden und weitere gezielte Untersuchungen zur Folge haben sollten.

Dies betrifft in unserer Studie vor allem Patienten mit hohem präoperativen Risiko (R 2 und R 3) aber auch schweren Infektionen wie Sepsis und Pneumonie. Damit ließ sich die zu Beginn der Studie aufgestellte Hypothese bestätigen, daß die zu erwartenden Unterschiede am ausgeprägtesten in den Hochrisikogruppen und bei schweren Infektionen sind. Wie Duswald [10], der bei Patienten mit elektiven abdominalen und thoraxchirurgischen Eingriffen nach 20 g eines 7-S-Immunglobulins schon am 3. postoperativen Tag IgG-Serumspiegel fand, die den präoperativen entsprachen (in der Kontrollgruppe erst am 8. Tag), konnten auch wir einen signifikanten Anstieg von IgG in den ersten 3 Tagen bei Patienten mit dem höchsten präoperativen Risiko feststellen. Neu und Pelka [16] berichteten über einen kürzeren Krankheitsverlauf bei bakteriellen und viralen Meningitiden nach intravenöser und intrathecaler Applikation eines 7-S-Immunglobulins. Ziegler und Mitarb. [24] konnten nach zusätzlicher Gabe von menschlichem Antiserum gegen Bestandteile des Endotoxins gramnegativer Bakterien die Anzahl der Todesfälle bei Patienten mit Sepsis und septischem Schock signifikant verringern. Auch wir fanden bei unserem unausgewählten Patientenkollektiv eine Beeinflussung des Infektionsverlaufs durch Immunglobulingabe und damit verbunden eine Reduktion des Infektionsanteils an den Todesursachen, jedoch konnten wir keine Reduktion der Absolutzahlen der Todesfälle feststellen. Wie Probst und Fabian [18] fanden auch wir eine Verringerung der Liegedauer, die zusammen mit der von uns festgestellten Verkürzung der Beatmungsdauer das Risiko nosokomialer Infektionen ebenfalls senkt. Obwohl damit durch unsere Studie einige wichtige Annahmen [19, 20] zur klinischen Wirksamkeit von Immunglobulinen bestätigt wurden, bedarf es weiterer Klärung, ob die Immunglobulinzufuhr insgesamt oder einzelne Faktoren für die Wirksamkeit des Präparates verantwortlich sind. Nach wie vor offen sind die Fragen:

– Ob die Wirksamkeit von i. v.-applizierbaren Immunglobulinen vorwiegend auf IgM-, IgG- oder IgA-Antikörpern beruht.
– Ob durch die Gabe spezifischer Antikörper gegen bestimmte Erreger das Therapieergebnis weiter verbessert werden kann.
– Ob sich der Antikörperverlauf gegen die Infektionserreger durch Applikation von Immunglobulin beeinflussen läßt.

Immer noch unbeantwortet sind vor allem auch die Fragen nach dem richtigen Zeitpunkt, der richtigen Menge, dem Dosierungsintervall und der Dauer der Immunglobulintherapie.

Literatur

1. Alexander JW, Stinnett JD, Ogle CK, Ogle JD, Morris MJ (1979) A comparison of immunologic profiles and their influence on bacteremia in surgical patients with a high risk of infection. Surgery 86: 94–104
2. Barandun S, Skvaril F, Morell A (1976) Prophylaxe und Therapie mit y-Globulin. Schweiz med Wschr 106: 533–542, 580–586
3. Belohradsky BH (1981) Immunität und Infektion des Neugeborenen. Immuntherapeutischer Einfluß des Blutaustausches. Urban & Schwarzenberg, München, Wien, Baltimore.
4. Bröcker EB, Macher E (1981) Der Einfluß von Narkose und Operation auf das Immunsystem Klin Wschr 59: 1297–1301
5. Buckley RH (1979) Immunoglobulin replacement therapy: Indications and contraindications for use and variable IgG levels achieved. In: Alving BM, Finlayson JS (Hrsg): Immunoglobulins: Characteristics and uses of intravenous preparations. US Department of Health and Human Services. Public Health Service and Food and Drug Administration.
6. Büning H, Trenkler G (1978) Nichtparametrische statistische Methoden. de Gryter Verlag Berlin, New York
7. Center for Disease Control, Atlanta, Georgia (1972) Outline for surveillance and control of nosocomial infections. Appendix II, May 1970
8. Daschner F, Nadjem H, Langmaack H, Sandritter W (1978) Surveillance, prevention and control of hospital acquired infections. III. Nosocomial infections as a cause of death: Retrospective analysis of 1000 autopsy reports. Infection 6: 261–265
9. Daschner FD, Frey P, Wolff G, Baumann PC, Suter P (1982) Nosocomial infections in intensive care wards: A multicenter prospective study. Intensive Care Med. 8, 5–9
10. Duswald KH, Müller K, Seifert J, Ring J (1980) Wirksamkeit von i. v. Gammaglobulin gegen bakterielle Infektionen chirurgischer Patienten. Münch med Wschr 122: 832–836
11. Duswald KH (1983) Zur Pathobiochemie der Leukozyten-Elasta und ausgewählter Pharmaproteine bei Sepsis nach abdominalchirugischen Eingriffen. G-I-T-Verlag Ernst Giebeler, Darmstadt
12. Eckert P, Barbey-Schneider M, Schneider R, Sauerwein W (1982) Therapie mit Immunglobulinen bei Risikopatienten. Anästhesist 31: 90–94
13. Edwards AL (1973) Versuchsplanung in der psychologischen Forschung. Beltz Verlag Weinheim (deutsche Übersetzung).
14. Eibl M (1979) Intravenous immunoglobulins: Clinical and experimental studies. In: Alving BM, Finlayson JS (Hrsg) Immunoglobulins: Characteristics and uses of intravenous preparations. US Dept of Health and Human Services. Public Health Service Food and Drug Administration.
15. Kehlet H, Wandall JH, Hjortso NC (1982) Influence of anaesthesia and surgery on immunocompetence. Regional Anaesth 7: 68 –76
16. Neu JS, Pelka RB (1982) Immunglobuline bei bakteriellen und viralen Infektionen. Fortschr Med 100: 802–809

17. Pirofsky B, Anderson CJ, Bardana jr. EJ (1979) Therapeutic and detrimental effects of intravenous immunoglobulin therapy. In: Alving BM, Finlayson JS (Hrsg) Immunoglobulins: Characteristics and uses of intravenous preparations. US Dept. of Health and Human Services. Public Health Service Food and Drug Administration
18. Probst M, Fabian W (1980) Die Frühtherapie mit Immunglobulinen nach großen abdominalchirurgischen Eingriffen. Langenbecks Arch Chir 351: 85–89
19. Schmidt RE, Deicher H (1983) Indikationen zur Anwendung intravenöser Immunglobuline. Dtsch med Wschr 108: 227–231
20. Schulte-Wissermann H, Schofer O, Dinkel E (1982) Die Therapie mit Gammaglobulin Immun Infekt 10: 98–109
21. Sidiropoulos D, Böhme U, v. Muralt G, Morell A, Barandun S (1981) Immunglobulinsubstitution bei der Behandlung der neonatalen Sepsis Schweiz med Wschr 111: 1649–1655
22. Sieber A, Gross J (1976) Proteinbestimmung durch Laser-Nephelometrie. Laboratoriumsblätter Behringwerke AG 26: 117–123
23. Stübner G (1980) Einfluß von Immunglobulinpräparaten auf das Wachstum gramnegativer Bakterien in vitro. In: Deicher H, Stroehmann I (Hrsg): Immunglobulintherapie. Springer: Berlin, Heidelberg, New York
24. Ziegler EJ, McCutchan JA, Fierer J, Glauser MP, Sadoff JC, Douglas H, Braude AI (1982) Treatment of gramnegative bacteremia and shock with human antiserum to a mutant Escherichia coli N Engl J Med 307: 1225–1230
25. Zwisler O, Joachim I (1978) Ampicillinresistente Mutanten von Staph. aureus durch Gammaglobulin reduziert diagnost intensivther 2: 11–14

Klinische Effizienz einer IgA-, IgM-reichen i.v. applizierbaren Gammaglobulinfraktion (Pentaglobin) bei Antibiotika-resistenter Sepsis

J. E. Scherberich

Einleitung

Auch in der Ära hochpotenter Breitbandantibiotika gehören septische Krankheitsverläufe keineswegs der Vergangenheit an: prädisponiert sind Patienten mit Panmyelophthise, mit primären [26] oder sekundären Immundefekten [17,34,36], insbesonders Patienten mit myeloproliferativen Erkrankungen, Plasmozytom [29], Infektion mit HTLV III-Virus [13,17], nach Splenektomie [19,25], anderen chirurgischen Eingriffen [28] oder konsumierenden Erkrankungen [40]. Patienten unter zytostatischer (immunsuppressiver) Therapie nach Organtransplantationen [23], bei Tumoren bzw. hämatologischen Systemerkrankungen zählen ebenfalls zur Risikogruppe, septische Komplikationen auch mit opportunistischen Keimen zu entwickeln. Möglicherweise steht unter anderem ein verminderter IgM-Gehalt im Serum hiermit in ursächlichem Zusammenhang (Abb. 1 und 2).

Da mit einem positiven Erregernachweis im Blut nur in ca 15–20% der Fälle gerechnet werden kann, muß ungezielt breit antibiotisch abgedeckt werden. Weil neben einer Selektion und Resistenzentwicklung auch in unterschiedlichem Ausmaß Toxinbildner ohne eigentliche Bakteriämie wirksam werden können, schließt dies die Entwicklung weiterer, antibiotikaresistenter Komplikationen nicht aus: so können enterotoxogene Stämme wie Clostridium difficile oder perfringens [5,18], Systemmykosen mit Candida und Aspergillus die Oberhand gewinnen. Gravierend zu beurteilen sind unter vermeindlichem Antibiotikaschutz entstandene Pneumonien und Meningoencephalitiden, die sich u. U. auf atypische Mykobakterien, Nocardia, Cryptococcus, Strongiloides, Toxoplasma gondii, Herpes simplex, Epstein-Barr-Virus bzw. Cytomegalovirus zurückführen lassen [17,21,27,36].

Im Folgenden soll ein weiteres, der Antibiotikatherapie komplementäres Therapieprinzip, nämlich die intravenöse Gabe eines IgA/IgM-angereicherten Immunglobulinpräparates (Pentaglobin) vorgestellt und anhand von 4 Problemfällen die Effizienz dieser Gammaglobulintherapie dokumentiert werden.

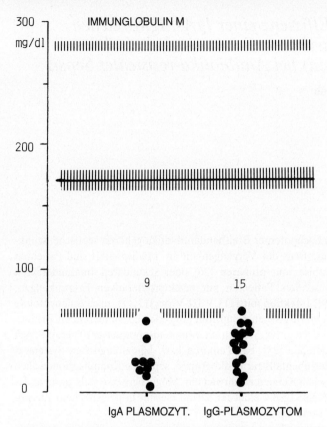

Abb. 1. Beispiel eines sekundären humoralen Immundefekts mit stark erniedrigter Synthese von IgM bei Patienten mit IgA- und IgG-Plasmozytom. Septische Komplikationen bei diesem Krankheitsbild sind häufig; Pneumonie und Urosepsis rangieren an erster Stelle. Angegeben sind der Mittelwert sowie die minimalen und maximalen IgM-Konzentrationen unter normalen Bedingungen

Klinische Grundlagen und Applikation einer Therapie mit Pentaglobin

Abgesehen von homologen Hyperimmunglobulinen gegen Hepatitis A, Hepatitis B, Varizellen-Zoster, Tetanus, Tollwut etc. ist die therapeutische Wirksamkeit intravenös applizierbarer Gammaglobulinfraktionen mit überwiegendem IgG-Anteil bei komplikativen bakteriellen Infekten bzw. deren Prophylaxe hinreichend belegt [8,9,39]. Diese Immunglobulinpräparationen besitzen ein annähernd gleichförmiges Antikörperspektrum gegen verschiedene Mikroben und deren Toxine, so u. a. gegen Tetanustoxin, Diphtherietoxin, Staphylolysin,

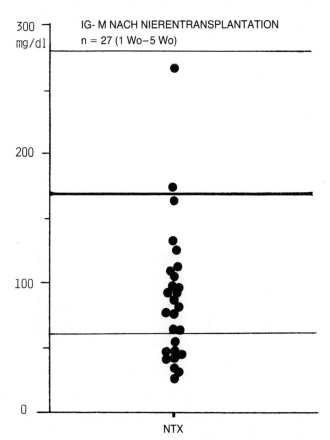

Abb. 2. Serum IgM Konzentrationen bei 27 zufällig ausgewählten Patienten nach Nierentransplantation (1.–5. Woche nach Transplantation). Als Folge der immunsuppressiven Therapie ist die IgM Konzentration stark erniedrigt. Angegeben sind der Mittelwert sowie die minimalen und maximalen IgM Konzentrationen bei Gesunden

Streptolysin O, Salmonellen. Der Antikörpergehalt gegen z. B. Streptolysin O oder Staphylolysin liegt etwa 5–10fach höher, verglichen mit normalem Humanserum [14]; IgG (IgA)-Immunglobulin Präparate vom Typ Intraglobin haben sowohl antiinfektiöse wie antitoxische Eigenschaften. Verglichen mit dem klassischen i.v. IgG-Präparat Intraglobin, steht mit dem neuen Pentaglobin eine Fraktion zur Verfügung, die einen wesentlich höheren IgA- und IgM-Gehalt aufweist (Abb. 3). So maßen wir mit Hilfe der rate-Nephelometrie folgende Immunglobulinkonzentrationen in herkömmlichen Chargen: Intraglobin: IgG = 4490 mg/dl, IgA = 161 mg/dl, IgM = 7,65 mg/dl; Pentaglobin: IgG = 3120 mg/dl, IgA = 575 mg/dl, IgM = 606 mg/dl.

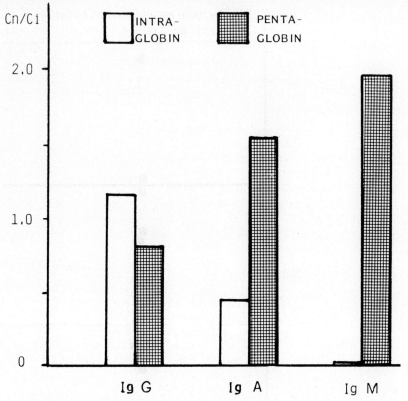

Abb. 3. Relative Verteilung der Immunglobuline IgG, IgA und IgM in einer Charge konventionellen i. v. applizierbaren Immunglobulins (Intraglobin) und des IgA-, IgM-angereicherten Pentaglobins. Cn = individuelle Konzentration eines Immunglobulins (mg/dl) bezogen auf die mittlere Konzentration aller drei Immunglobuline eines Präparates (Ci)

Entsprechend dem hohen IgA- und IgM-Gehalt liegt die antibakterielle Aktivität von Pentaglobin bis um das 32fache höher als in vergleichbaren polyvalenten IgG/IgA-Präparaten. Hohe Titer lassen sich u. a. nachweisen gegen Escherichia coli (1 : 1280), Klebsiella pneumoniae (1 : 1280), Streptococcus pyogenes (1 : 160), Enterococcus (1 : 160), Staphylococcus aureus (1 : 180), Pseudomonas aeruginosa (1 : 160) und, klinisch besonders valide, gegen Streptococcus viridans (1 : 160). Pentaglobin kam hier in einer inzwischen handelsüblichen 5%-Proteinlösung in 100 ml-Flaschen zur Anwendung und wurde folgendermaßen appliziert: 100 ml einer Plasmaprotein-Albuminlösung wurden dem Patienten infundiert und 100 ml Pentaglobin zu den restlichen 150 ml der Plasmaprotein-Albuminlösung gegeben, sodann über 1,5–3 Stunden weiter infundiert. Initial lag die Tropfzahl der erhaltenen Gammaglobulin-Albuminlösung bei 8 Tropfen/ Minute über einen Zeitraum von etwa 10 Minuten; anschließend wurde schneller infundiert (ca 60 ml/Stunde). Alternativ empfielt sich bei volumensensiblen Patienten die Gabe des Nativpräparates über einen Perfusor. Da bei Patienten mit septischen Komplikationen ohnehin mit hypo- oder normovolämischen Schockäquivalenten gerechnet werden muß, dürfte diese letztere Applikationsform eher selten in Frage kommen.

Effizienz von Pentaglobin bei antibiotikaresistenter Sepsis

Im folgenden seien vier Kasuistiken vorgestellt, in der Mehrzahl Patienten mit Leberzirrhose, bei denen die Gabe von Pentaglobin zu einer dramatischen Besserung des klinischen Bildes führte. Bei drei der vier Patienten lag zuvor eine schwere antibiotikaresistente Sepsis vor.

Fall 1

57jähriger Patient, dem wegen einer schweren portalen Hypertension bei dekompensierter Leberzirrhose 1984 ein portojugulärer Shunt angelegt worden war. Bei der Aufnahme bot der Patient einen erheblich reduzierten Allgemein- und Ernährungszustand, einen massiven Aszites, druckdolentes Abdomen, eine irreguläre Herzschlagfolge mit einer Frequenz von 140/min, Blutdruck um 100/60 mm Hg, Verdacht auf Shunt-Thrombosierung, Leukozytose von 16 400 Leukozyten/µl, HKT 39%; es bestanden eine Hyponatriämie, Hypokaliämie, Hypoproteinämie, Hypalbuminämie, leicht erhöhte Transaminasen und leicht erhöhte Gallengangsindikatorenzyme (GGT, AP). Die Harnstoffkonzentration im Serum war mit 135 mg/dl bei normaler Kreatininkonzentration, die Harnsäure mit 8.1 mg/dl erhöht; HB_S-Ag/Antikörper-Serologie negativ. Patient mußte zeitweise wegen rezidivierender hoher Temperaturschübe, Somnolenz, Desorientiertheit und massiven Durchfällen intensivmedizinisch betreut werden. Multipel abgenommene Blutkulturen, inklusive Kulturen von Venen-Katheterspitzen waren, bis auf zweimaligen Nachweis von Staphylococcus aureus, negativ. Patient stand nach Antibiogramm unter Abdeckung mit 3 × 2 g Cefotaxim, weiter erhielt er u.a. Hydrocortison, Spironolacton, Furosemid, Antithrombin III, parenterale Elektrolyt-, Zucker-, Aminosäuren- und Eiweißzufuhr. Ungeachtet der antibiotischen Therapie litt der Patient an septischen Fieberschüben mit Maxima um 40,5°C, zum Teil mit und ohne Leukozytose. Zwei Stunden nach erfolgter Antibiotikagabe, in einer perakuten Phase mit Schüttelfrost, Erethismus, Verwirrtheit, Zentralisation, Leukozytose und erneutem septischem Fieberanstieg, erhielt der Patient schließlich 2 × 100 ml

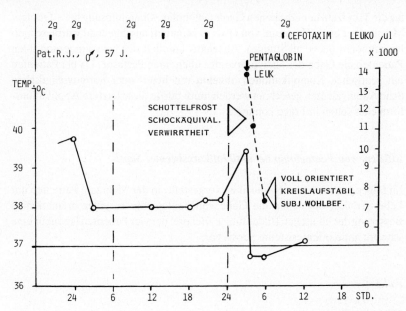

Abb. 4. Verlauf der Temperatur- und Leukozytenkonzentration bei einem Patienten mit dekompensierter Leberzirrhose und antibiotikaresistenter Sepsis vor und nach Gabe von Pentaglobin. Einzelheiten vergleiche Text

Pentaglobin nach obigem Schema infundiert. Bereits nach 40 Minuten unter laufender Infusion kam es zu einer dramatischen Besserung des klinischen Zustandes (Abb. 4): der Patient war voll orientiert; kein Schüttelfrost, gut durchblutete Peripherie, schneller Abfall der erhöhten Leukozyten bis auf Normalwerte, die über weitere Tage stabil blieben.

Fall 2

Eine 34jährige Patientin hatte in suizidaler Absicht größere Mengen eines Haushaltsreinigers eingenommen, der zu einer schwersten Laugenverätzung des Ösophagus führte. Die sich im Anschluß an die Granulation der Kolliquationsnekrose entwickelnde Striktur des Ösophagus von 3 mm Enge konnte endoskopisch nicht bougiert werden. Die Patientin entwickelte, wahrscheinlich durch Aspiration, eine progressive respiratische Insuffizienz und mußte notfallmäßig tracheotomiert werden. Es kann zu septischen Temperaturen, wobei in einer der abgenommenen Blutkulturen Campylobacter nachgewiesen wurde. Aus dem Trachealaspirat ließ sich Pseudomonas aeruginosa anzüchten. Antibiotisch war die Patientin nach Antibiogramm mit Cefoxitin und Metronidazol abgedeckt;

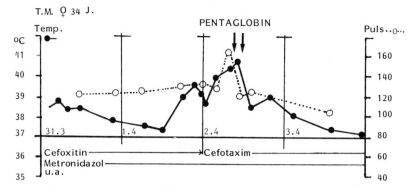

Abb. 5. Effekt von Pentaglobin bei einer Patientin mit antibiotikaresistenter Sepsis auf Temperatur- und Pulsverlauf. Einzelheiten zu den klinischen Daten siehe Text

dennoch entwickelten sich septische Temperaturverläufe. Als Umsetzen auf Cefotaxim keine Abhilfe brachte, wurden der Patientin 2 x 100 ml Pentaglobin infundiert, die zu einem lytischen Fieberabfall und deutlicher Besserung der klinischen Symptomatik führten (Abb. 5). So sprach u. a. die mit 160/min erhöhte Pulsfrequenz konkordant mit dem septischen Schub in kurzer Zeit auf die Immunglobulingabe an. Die Patientin blieb über die weiteren Tage fieberfrei; die Ösophagusstriktur konnte anschließend chirurgisch saniert werden.

Fall 3

Ein 34jähriger Patient mußte wegen des Rezidivs einer Ösophagusvarizenblutung stationär aufgenommen werden. Seit 1983 war eine alkoholtoxische Leberzirrhose bekannt, die, über die portale Hypertension, zu mehrfachen Ösophagusvarizenblutungen führte. Die im Blutungsherd liegenden ektatischen Varizen (Grad III) wurden jeweils endoskopisch sklerosiert. Neben einer Hepatomegalie fanden sich ein Aszites, eine Splenomegalie, eine Cholecystolithiasis, eine Anämie, eine leichte Erhöhung der Transaminasen, eine deutliche Erhöhung der Alkalischen Phosphatase, eine Hyponatriämie, Hyperbilirubinämie, Hypalbuminämie bei gleichzeitiger polyklonaler Gammopathie (Gammaglobulinfraktion auf 2,5 Gramm/dl erhöht).
Im Anschluß an die zweite Sklerosierung der Ösophagusvarizen entwickelte der Patient Temperaturen um 38,5° C. In vier abgenommenen Blutkulturen ließen sich 24 Stunden später einmal Pneumokokken anzüchten. Unmittelbar vor Bekanntwerden des Antibiogramms erhielt der Patient noch keine Antibiotika. Unter einem erneuten septischen Fieberschub wurden ihm 2 × 100 ml Pentaglobin infundiert. Bereits unter der ersten Infusion fiel die Temperatur ab, verbun-

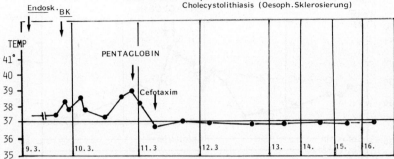

Abb. 6. Wirkung von Pentaglobin auf den Temperaturverlauf eines Patienten mit dekompensierter Leberzirrhose; Entwicklung septischer Fieberzacken nach endoskopischer Sklerosierung (Endosk.) von Ösophagusvarizen Grad III. Antibiotikafreie Phase, BK = Entnahme von Blut zu Blutkulturen; Einzelheiten vergl. Text

den mit einer sofortigen Besserung des zuvor eingeschränkten Allgemeinbefindens (Abgeschlagenheit, Frieren, Wadenkrämpfe). Vier Stunden später lag das Kulturergebnis mit Antibiogramm vor, worauf trotz des jetzt fieberfreien Zustandes sicherheitshalber noch 2 Gramm Cephotaxim gegeben wurden (Gesamtdosis über 24 Std.: 6 g, dann abgesetzt). Dieser Fall (Abb. 6) zeigt das von einer Antibiotikaapplikation unabhängige Ansprechen einer septischen Episode auf die Gabe von Pentaglobin.

Fall 4

Ein 39jähriger Patient mit Leberzirrhose, chronisch kalzifizierender Pankreatitis (mit Gangstein) mußte zwei Monate nach längerer stationärer Behandlung erneut unter dem Bild der dekompensierten Leberzirrhose, Aszites, Splenomegalie aufgenommen werden. Es bestanden septische Temperaturen. In zwei von vielfach abgenommenen Blutkulturen fanden sich vergrünende Streptokokken. Sonomorphologisch ließen sich eine Pfortaderthrombose sowie multiple bis 5 × 2 cm große abszeßverdächtige Rundherde in der Leber nachweisen, die auch computertomographisch dokumentiert waren. Die Abszedierung der Leber wurde für die septischen Temperaturverläufe verantwortlich gemacht. Bei der gezielten Punktion eines Abszesses entleerten sich ca. 2 ml steriler Eiter. Trotz massiver antibiotischer Therapie über Wochen u. a. mit Ureidopenicillinen, Cephalosporinen der 3. und 4. Generation, kombiniert mit Metronidazol litt der Patient an wöchentlich 4–7 septischen Fieberschüben. In der letzten Woche vor Pentaglobingabe (unter voller Antibiose) wurden mindestens 7 septische Tem-

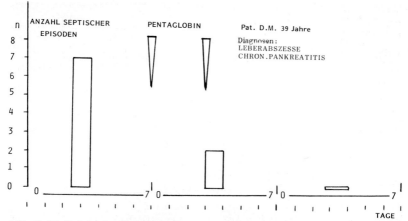

Abb. 7. Einfluß der Applikation von Pentaglobin bei antibiotikaresistenter Sepsis auf die Anzahl septischer Episoden pro Woche eines Patienten mit multiplen Leberabszessen. Rückgang und Sistieren der Fieberschübe; gleichzeitig Rückbildung der Leberabszesse bei wiederholten sonografischen Kontrollen bis zum Verschwinden der Herde (Kontroll-Computertomografie, S. Abb. 8, 9), Einzelheiten vergl. Text

peraturanstiege mit Maximalwerten von 40.5° C gemessen. Infusion von 200 ml Pentaglobin brachte einen erneuten Fieberschub zum Verschwinden und reduzierte, nach erneuter Infusion von weiteren 200 ml, die Anzahl der septischen Episoden auf zwei in der folgenden Woche (Abb. 7). In der zweiten Woche nach Therapie mit Pentaglobin wurden keine Fieberschübe mehr beobachtet. Der klinische Zustand des Patienten besserte sich drastisch. Der Patient drängte auf Entlassung, erhielt jedoch zunächst nur Wochenendurlaub. In einer Kontroll-Computertomographie ca. einen Monat nach der letzten Pentaglobingabe waren die abszessverdächtigen Herde in der Leber im Vergleich zu den Vorbefunden nicht mehr nachweisbar (Abb. 8 und 9); der Patient konnte entlassen werden.

Besprechung der Befunde

In drei Problemfällen mit antibiotikarefraktärer Sepsis ließ sich die Sanierung durch Therapie mit Pentaglobin belegen, ein weiterer Patient erhielt das Präparat vor Antibiotikagabe. Am eindruckvollsten war die Beeinflussung des an multiplen Leberabszessen Erkrankten. Hier ließ sich in enger zeitlicher Beziehung mit der Infusion des IgA/IgM-Präparats, sowohl in mehreren sonographischen Kontrollen wie nach einer erneuten Computertomographie, das Ver-

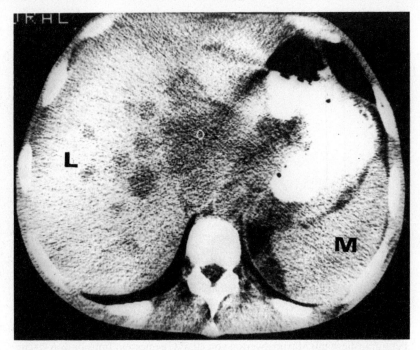

Abb. 8. Computertomografie des mittleren Abdomens mit Nachweis multipler Leberabszesse eines 39jährigen Patienten mit septischen Fieberschüben. CT vom 19.11.1984. Der Patient stand wochenlang unter verschiedenem antibiotischen Regime ohne signifikante Änderung des Gesamtbildes; es bestand eine antibiotika-resistente Sepsis (vergl. Abb. 7). vergl. auch Abb. 9; Abb. von Prof. Dr. Riemann, Zentr. der Radiologie, Frankfurt M., Leber = L, Milz = M

schwinden der Abszesse belegen. Es erscheint möglich, daß die entzündlich veränderte „Abszeßmembran" für die anflutenden spezifischen Antikörpermoleküle keine wesentliche Penetrationsbarriere darstellt: Schon unter normalen Bedingungen lassen sich an Zellmembranen verschiedener Organe Bindungsstellen für Immunglobuline nachweisen [20, 32, 33, 42], so auch die transzelluläre Passage intakter Immunglobulinmoleküle durch Cytopempsis [15, 20].
Zusätzlich ist an einen kooperativen Effekt zwischen Gammaglobulin und Antibiotikum zu denken, wonach bakterielle Oberflächenstrukturen nach Interaktion mit spezifischen Antikörpern (und Komplement) für einen antibiotischen Angriff wieder sensibel werden (vergl. 7).
Die Kasuistik von Fall 4 bestätigt, daß heute bei pyogenen Leberabszessen nicht notwendigerweise zur Kurierung eine chirurgische Intervention erforderlich werden muß (vergl. 16).

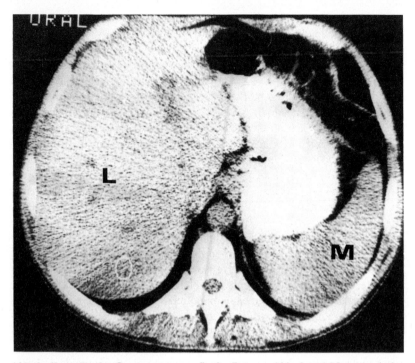

Abb. 9. Kontrolle der Computertomografie des Pat. aus Abb. 8 ca 1 Monat nach der letzten Serumtherapie mit Pentaglobin bei zuvor bestehender antibiotika-resistenter Sepsis und multipler Abszedierung der Leber (CT vom 25.3.1985). Nach Abklingen der septischen Fieberschübe (Abb. 7) kein Nachweis von Abszessbildungen mehr in der Leber. Einzelheiten vergl. Text. Bild von Prof. Dr. Riemann, Univ. Frankfurt M., L = Leber, M = Milz

Es ist naheliegend, daß sich die Hauptwirkung von Pentaglobin auf den relativ hohen Gehalt an IgA und IgM (mit hohen antimikrobiellen Titern) zurückführen läßt: IgM dürfte entsprechend seines Auftretens als Antikörper der „ersten Phase" nach antigener Stimulation agieren: IgM ist mindestens pentavalent und vermag insbesondere mit größeren Oberflächenarealen partikulärer Antigene (Bakterien, Persister, Pilze etc.) zu reagieren. Diese werden durch IgM agglutiniert und zwar bis ca. 800fach effizienter als durch IgG, in der zytotoxischen Wirkung unter Vermittlung von Komplement sogar bis zu einem Faktor um 1000. Die Agglutinationsreaktion aktiviert das Phagozytoseprinzip von Makrophagen [37], die u. a. auch Fc-Rezeptoren für IgM exprimieren [12].
Hauptsächliches Erregerreservoir (inkl. Endo-Exotoxinen) in der Entwicklung einer Sepsis bei den untersuchten Patienten dürfte der Darm sein [1,5,18]. So werden fäkale Zytotoxine z. B. aus Clostridien oder Escherichia coli für viele

ernste septische Komplikationen verantwortlich gemacht [5,11,19,22,24]. Fatalerweise kann die Toxinsynthese unter „antibiotischer Abdeckung" stimuliert werden [18]. Nach dem dualistischen Pathogenitätskonzept von Infektionen (vergl. 2,11) manifestieren sich diese durch spezifische Interaktion bakterieller „Substanzen" (Pili, O-, K-Antigene, Adhäsine, zytotoxische Proteasen) mit komplementären Rezeptorkomponenten der Plasmamembranoberfläche der Wirtszellen (2). Bakterien, deren Fragmente (zumeist Persister) oder Toxinmoleküle können sich an die Zellmembranen der Zielzellen anheften bzw. werden hierin inkorporiert (Adhäsion, Adhärenz) und wirken dort lokal zytotoxisch ohne mögliche Beeinflussung von Antibiotika [3,4,11,24]. Mikrobielle Rezeptoren wurden u. a. im Darm (K 88, K 99 E.coli), in der Mucosa der Bronchien, an Uroepithelien (pyelonephritogene Stämme), Plasmamembranen aus Humannieren sowie an Erythrozytenmembranen gefunden [1,2,11,30, 31,38].

Eine neutralisierende, antiinfektiöse und antitoxische Wirkung dürfte in diesem Zusammenhang eher dem IgM als dem IgG zukommen (s. o.). Die spezifische Agglutinationswirkung, die effektive Komplementaktivierung, Förderung der Opsonierung und Phagozytose mit intrazellulärer Degradation nach IgM-Gabe ist sehr wahrscheinlich mit einem temporären Anstieg zirkulierender Immunkomplexe verbunden. Danach sind septische Komplikationen bei Krankheitsbildern, die mit einer gestörten Synthese von Fc-Rezeptoren im RHS bzw. einer verminderten Clearance zirkulierender Immunkomplexe einhergehen (systemischer Lupus erythematodes und andere Kollagenosen, rheumatoide Arthritis, Literatur bei 12,41) für eine Immuntherapie mit IgA/IgM-Präparaten wahrscheinlich weniger geeignet. Inwieweit Fälle mit Sepsis und Leukopenie, eine begleitende Verbrauchskoagulopathie und Patienten mit Defekten der Komplementsynthese eine Indikation zur Therapie mit Pentaglobin darstellen, muß noch untersucht werden. Das gleiche gilt für das potentielle Anwendungsgebiet in der Behandlung von Autoimmunerkrankungen über die Infusion „antiidiotypischer Antikörper" [10,35].

Zusammenfassend ergibt sich anhand der bisherigen Erfahrungen, daß der gezielte Einsatz von Pentaglobin bei klinisch ausgewählten Fällen mit septischen Komplikationen eine wertvolle Bereicherung therapeutischer Möglichkeiten darstellt. Wenn irgend möglich, sollte, in Koinzidenz mit einer Antibiose, die Applikation der IgA/IgM-Fraktion so frühzeitig wie möglich erfolgen.

Literatur

1. Antigen absorption by the gut (ed) (1978) The Lancet II, 715
2. Bacterial adherence (1980) (Edt EH Beachey); Receptors and Recognition, series B, vol. 6, Chapman and Hall, London, New York

3. Bhakdi S, Suttorp N, Seeger W, Füssle R, Tranum-Jensen J (1984) Molekulare Grundlage für die Pathogenität des S. aureus-α-Toxins: Immun Infekt 12: 279–285
4. Bhakdi S (1983) Struktur und Wirkmechanismen bakterieller Toxine: Immun Infekt 11: 181 189
5. Borriello SP, Larson HE, Welch AR et al (1984) Enterotoxogenic clostridium perfringens: a possible cause of antibiotic-associated diarrhoe: The Lancet I: 305–6
6. Brückner O, Kresse M, Neubert V, Triest H, Trautmann M (1983) Toxisches Schocksyndrom: Immun Infekt 11: 75–78
7. Dalhoff A (1984) In vitro and in vivo effect of immunoglobulin G on the integrity of bacterial membranes: Infection 12: 214–222
8. Duswald KH, Müller K, Seifert J, Ring J (1980) Wirksamkeit von i. v. Gammaglobulin gegen bakterielle Infektionen chirurgischer Patienten: Münch Med Wschr 122: 832
9. Duswald KH (28.4.1983) Die Wirksamkeit intravenös applizierter Immunglobuline gegen bakterielle Infektionen nach ausgedehnten Operationen: 1.Norddtsch Immunologie Sympos. (Eds Tiele HG, Schlaak M), Hamburg
10. Fateh-Moghadam A, Besinger U, Wick M (1984) Hochdosierte Immunglobulintherapie bei Autoimmunerkrankungen: Immun Infekt 12: 129–133
11. Fehrenbach F (1977) Pathomechanismus bakterieller Infektionen: Dtsch Ärzteblatt No. 9 pp 583
12. Froese A, Paraskevas F (edts) (1983) Structure and function of Fc-receptors Marcel Dekker Inc NY
13. Glauser MP (1984) Clinical and epidemiological survey of acquired immunodeficiency syndrome in europe: Europ J Clin Microbiol 3: 55
14. Haase M, Mengel H (1983) Bakterielle Antikörper und Isoagglutinine in intravenösen Immunglobulinpräparaten: Immun Infekt 11: 135–139
15. Hemmings WA (ed) (1979) Protein transmission through living membranes Elsevier-North Holland Biomed Press
16. Herbert DA, Fogel DA, Jeffrey-Rothmann, Wilson S, Simmons F, Ruskin J (1982) Pyogenic liver abscesses: successful non-surgical therapy: The Lancet I: 134–136
17. Hirsch MS, Wormser GP, Schooley RT et al (1985) Risk of nosocomial infection with human T-cell lymphotropic virus III (HTLV-III): New Engl J Med 312: 1–4
18. Honda T, Hernadez I, Katoh T, Miwatani T (1983) Stimulation of enterotoxin production of clostridium difficile by antibiotics: The Lancet I: 655
19. Infective hazard of splenectomy (editorial) The Lancet I: 1167–68
20. Isobe Y, Chen ST, Nakane PK Brown WR (1977) Studies on translocation of immunoglobulins across intestinal epithelium; I. improvements in the POD-labeled antibody method for application to study of human intestinal mucosa: Acta Histochem Cytochem 10: 161–171
21. Just HM Risikopatienten auf der Intensivstation (Beitrag dieser Ausgabe)
22. Karmali MA, Steele BT, Petric M, Lim C (1983) Sporadic cases of haemolytic uraemic syndrome associated with faecal cytotoxin and cytotoxin producing Escherichia coli in stool: The Lancet I: 619–620
23. Luderschmidt Chr, Hillebrand G, Castro LA, Hammer C (1984) Kutan-noduläres Kaposi-Sarkom nach Nierentransplantation und Immunsuppression: Klin Wschr 62: 803–809
24. Mechanisms in enteropathogenic Escherichia coli diarrhoe (ed) (1983) The Lancet I: 1254
25. Mondorf W, Lennert KA, Kollmar M (1970) Zur Immunglobulinbildung in der menschlichen Milz, in: Lennert K, Harms D (edts) Die Milz: 162–165, Berlin
26. Rosen FS, Cooper MD, Wedgwood RJP (1984) The primary immunodeficiencies: J Engl J Med 311: 235–242 und 311 : 300–310

27. Samter M (edt) (1978) Immunological diseases Vol I, II, Little Brown & Comp
28. Schaal KP (1983) Anaerobierinfektionen in der operativen Medizin: Immun Infekt 11: 153–168
29. Schedel J Plasmozytom: humorale Abwehrschwäche mit Modellcharakter Wirksamkeit von Immunglobulin IgM Präparat (Beitrag diese Ausgabe)
30. Scherberich JE, Schäfer K, Gauhl C, Sietzen K, Mondorf W (1977) Escherichia coli receptors on human kidney brush border membranes: The Lancet II: 1181
31. Scherberich JE, Gauhl C, Jüngst G (1980) Bacterial adherence to brush border constituents of human kidney, In: Losse H, Asscher AW, Lison AE (edts) Pyelonephritis IV Urinary Tract Infection; pp 72 (Thieme Stgt)
32. Scherberich JE, Schäfer K, Gauhl C (1978) Localization and characterization of tubular immunoglobulin receptors from human kidney: Allergologie 1: 180
33. Scherberich JE, Wolf, GB, Mauck JW, Hess H (1984) Characterisierung von Membranantigenen der Humanniere und des Nierenadenocarzinoms: Immun Infekt 12: 267–278
34. Siegel LR, Issekutz T, Schwaber J et al (1981) Deficiency of T helper cells in transient hypogammaglobulinemia of infancy: N Eng J Med 305: 1307 –12
35. Sultan J, Kazatchkine MD, Maisonneuve P, Nydegger UE (1984) Antiidiotypic suppression of autoantibodies to factor VIII: The Lancet II: 765–767
36. Thoma R, Dienst C, Gross R (1981) Immunerkrankungen der Lunge I. Immundefekte: Dtsch Ärzteblatt, Heft 46: 2186–2190
37. Uhlenbruck G, van Mil A, Dreesbach K, Koch O (1982) Makrophagen und Phagozytose-Funktionsteste: Immun Infekt 10: 122–129
38. Vaisanen V, Elo J, Tallgren LG et al (1981) Mannose-resistant haemagglutination and P-antigen recognition are characteristic of Escherichia coli causing primary pyelonephritis: The Lancet II: 1366–1368
39. Vaith P, Maas D (1984) Variables Immundefektsyndrom (VIDS) mit Antikörpermangel Langzeitsubstitution mit Immunglobulinen: Immun Infekt 12: 123–128
40. Werner H (1983) Anaerobierinfektionen in der Inneren Medizin: Immun Infekt 11: 169–176
41. Williams BD, Pussell BA, Lockwood CM, Cotton C (1979) Defective reticuloendothelial system function in rheumatoid arthritis: The Lancet I: 1311
42. Wood GW, Bjerrum K, Johnson B (1982) Detection of IgG bound within human trophoblast: J Immunol 129: 1479–84

Immunglobulin M-Präparat –
Wirksamkeit bei Toxoplasmose

U. Bürger

Die konnatale Toxoplasmose wird durch das Protozoon Toxoplasma gondii ausgelöst. Es kommt zunächst im Katzendarm zu einer geschlechtlichen Vermehrung und die Oozyten, insbesondere die längerlebigen, werden dann von Schweinen, Schafen und Katzen aufgenommen. Durch den Genuß von rohem Fleisch in der Schwangerschaft kann es zu einer Infektion der Mutter und schließlich, wenn diese Infektion in der zweiten Schwangerschaftshälfte erfolgt, auch des Kindes kommen. Dies geschieht zum Glück recht selten: man muß etwa bei 1 von 10000 bis 20000 Schwangerschaften mit einem infizierten Neugeborenen rechnen.Zusätzlich gibt es noch Fälle von latenter Toxoplasmose ohne klinische Besonderheiten, die man allenfalls am höheren Titer gegen Toxoplasma erkennen kann; das IgM ist hier auch meist negativ.

Wir konnten nun an einem Kind 1982 das seltene Ereignis einer floriden Toxoplasmose beobachten.

Es handelte sich um ein Kind nach einer völlig unauffälligen Schwangerschaft. Nach Angaben der Mutter war es zum Termin mit 2.670 g geboren. Der Vater des Kindes hat eine größere Landwirtschaft; eine Cousine der Mutter war an einer konnatalen Toxoplasmose gestorben. Im vorliegenden Fall wurde während der Schwangerschaft keine Titeruntersuchung auf Toxoplasma durchgeführt. Die Mutter hatte gelegentlich rohes Fleisch gegessen und auch junge Katzen versorgt.

Noch eine Woche vor der stationären Aufnahme war das Kind zur Vorsorgeuntersuchung gewesen und völlig unauffällig erschienen. Es sei aber nach Angaben der Mutter schon nach der 4. Lebenswoche vermehrt müde gewesen, habe viel geschlafen, gelegentlich gejammert und schließlich immer schlechter getrunken; hinzu kam eine opisthotone Kopfhaltung, weshalb die Mutter zum Kinderarzt ging.

Zu den Befunden: Es handelte sich um ein 5 Wochen altes Kind mit einem Kopfumfang von 38,7 cm, also für dieses Alter etwas zu groß. Es zeigte sich ein Sonnenuntergangsphänomen, eine vorgewölbte, gespannte Fontanelle und eine deutliche Hepatosplenomegalie: die Leber 5 cm, die Milz 3 cm unter dem Rippenbogen derb tastbar. Im Augenhintergrund fanden sich depigmentierte

und überpigmentierte Veränderungen. In der Röntgenuntersuchung des Schädels konnten insbesondere frontal Verkalkungsherde nachgewiesen werden. Im Ultraschall und in der Computertomographie fand sich ein massiver Hydrozephalus, gleichfalls mit Verkalkungsherden, insbesondere frontotemporal.
Bei den Laborbefunden ergab sich eine ausgeprägte Hypersalämie; die Toxoplasmosetiter waren mit einem Hämagglutinationstest von 1:1024, einem IFT von 1:512 und einem negativen IgM relativ unauffällig.
Bei der Ventrikelpunktion floß ein gelblich gelierender Liquor mit einem extrem hohen Eiweißgehalt von 3,7 g/dl aus. Die Zellzahl betrug 1.400/µl. Im Zytozentrifugenpräparat (Abb. 1) konnten wir im Liquor die Endozoiten von Toxoplasma direkt nachweisen. Auch im Tierversuch konnten nach 4 Tagen Toxoplasmen im Peritonealexsudat festgestellt werden. Im Liquor selbst waren der Hämagglutinationshemmtest mit 1:512 und der IFT mit 1:512 sowie das IgM negativ.
Die Titer der Mutter betrugen zunächst 1:32000, IFT 1:8000, IgM deutlich positiv. Bei Kontrolle stiegen die Werte noch an.
Wir haben nun zunächst das Kind mit Draprim und Sulfonamid kombiniert behandelt, fanden jedoch über 10 Tage eine ständige Zunahme des Hirndrucks, weshalb wir wiederholt Liquor abließen, da die Neurochirurgen wegen des hohen Eiweißgehalts eine Liquordrainage ablehnten.

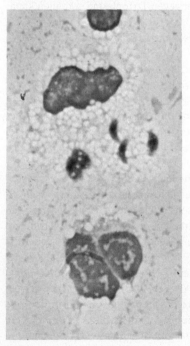

Abb. 1. Ventrikelliquor vom 6. 8. 82 (Zellzahl 1400/µl): Endozoiten von Toxoplasma gondii, dabei eine Teilungsfigur!

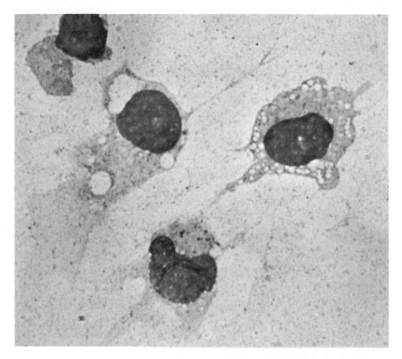

Abb. 2. Ventrikelliquor vom 20. 8. 82 (Zellzahl 140/µl) nach IgM-Gabe in den Liquor: keine Toxoplasmen mehr!

Nachdem es nicht zur Besserung kam, haben wir versucht, dem Kind im Abstand von 2 Tagen dreimal hintereinander je 5 ml des IgM-Präparates intraventrikulär zu infundieren. Bereits nach der ersten Infusion (Abb. 2) waren keine Endozoiten mehr nachweisbar. Die Zellzahl ging auf 130 und später auf Werte unter 50 zurück, und auch das Liquoreiweiß sank ab. Die Produktion von Liquor ging ebenfalls deutlich zurück. Es mußten keine weiteren Punktionen mehr vorgenommen werden.

Der klinische Verlauf war anschließend geprägt von starken vegetativen Erscheinungen mit Hypo- und Hyperthermien mit Krampfanfällen und einer ausgeprägten Steatorrhoe, wahrscheinlich bedingt durch die Beteiligung der Leber. Wir substituierten das Kind mit Pankreon und gaben Rivotril. Das Kind konnte nach 14 Wochen entlassen werden. Eine zwischenzeitliche Überprüfung erfolgte nicht, weil die Eltern zu den einbestellten Terminen nicht erschienen. Das Kind wurde dann im Alter von etwa einem Jahr präfinal eingeliefert. Es hatte ausgeprägte Zeichen einer Leberzirrhose mit Aszites; bei der Sektion wurde eine Bronchopneumonie gefunden.

Wir glauben jedoch, aufgrund dieses Verlaufes gezeigt zu haben, daß die Gabe von IgM – in diesem Fall intraventrikulär – die Beseitigung der Endozoiten und damit der akuten Erkrankung herbeigeführt hat. Wir müssen allerdings diskutieren, ob nicht bei dem Kind ein Immundefekt vorgelegen hat, da bereits vorher auffallend niedrige Spiegel gegen Toxoplasma gefunden wurden.

Resümee

D. Heinrich und E. Ungeheuer

Nach den dargelegten Ergebnissen gibt es hoffnungsvolle, aber auch enttäuschende Aspekte in der klinischen Anwendung von IgM.
Die Diagnose „Sepsis" löst beim Kliniker die höchste Alarmstufe aus. Besonders bei dieser Diagnose ist die interdisziplinäre Zusammenarbeit eine Grundvoraussetzung für die Rettung des in höchster Lebensgefahr schwebenden Patienten.
Nicht selten gipfelt aber diese interdisziplinäre Zusammenarbeit in einer Polypragmasie, die allerdings bei der schweren Sepsis, wie sie besonders in der Chirurgie auftreten kann, – zum Beispiel Peritonitis mit hoher Letalität – nicht selten berechtigt ist.
Was haben wir nun an gesicherten Erkenntnissen über die Wirkung der Immunglobuline für die Klinik? Wir haben eine Fülle von Ergebnissen aus der vorklinischen Forschung, die für den Kliniker hochinteressant ist. Aber auf dem klinischen Sektor spürt man noch eine außerordentliche Unsicherheit bezüglich Wirkung und Einsatz von IgM. Hier gilt es noch viel Erfahrung zu sammeln und weiterhin Forschung zu betreiben.
Ein Ergebnis der bisherigen Arbeit zeigt, daß die antivirale Wirkung gesichert ist, jedoch die antibakterielle noch nicht. Es gibt zwar ermutigende Einzel-Fallbeschreibungen bei verschiedenen Krankheitsbildern; aber wie steht es um die Behandlung speziell der Sepsis? Hier suchen wir immer noch nach dem entscheidenden Medikament.
Wie steht es weiterhin um die Prophylaxe mit IgM bei Risikopatienten? Hier kann man heute noch keine generelle Empfehlung aussprechen. Wir befinden uns noch im Stadium der klinischen Erprobung. Es ist zu hoffen, daß die breit angelegte klinische Studie an 30 Patienten, die zur Zeit von Frankfurt aus läuft, in den nächsten Monaten zu klaren Parametern auch für den prophylaktischen Einsatz von IgM führt.
Mit dem in diesem Band vorgestellten IgM-Präparat liegt zweifelsohne ein potentiell interessantes Präparat vor mit hoher antibakterieller und hoher Anti-Endotoxin-Aktivität.
Aus den Berichten über den bisherigen Einsatz des IgM-Präparates läßt sich ableiten, daß seine Verträglichkeit gut ist. Die weitere kritische Beobachtung

aller klinischen, klinisch-chemischen wie auch immunologischen Daten bei Applikation dieses IgM-Präparates sollte zur Absicherung der Therapiesicherheit beitragen.

Die in diesem Band mitgeteilten Kasuistiken einzelner Patienten, die mit dem IgM-Präparat behandelt wurden, sind ermutigend. Sie berechtigen heute schon in sonst hoffnungslosen oder sehr kritischen Situationen – speziell auf der Intensivstation – den Einsatz von IgM-angereicherten Immunglobulinen zu versuchen. Die Problematik von Kasuistiken ist jedoch, daß sie sehr unterschiedliche Patienten mit stark abweichender Klinik, Abwehrlage, Erregerspektrum und Prognose beschreiben. Klare Indikationen für den klinischen Einsatz von Immunglobulinen lassen sich auf diese Weise schwer festlegen.

Tierexperimentelle Ansätze, wie sie von Stephan vorgestellt wurden, können die Wirksamkeit der Applikation von Immunglobulin-Fraktionen mit erhöhtem IgM-Anteil schon eher belegen. Wie stets aber ist die Frage offen, inwieweit diese experimentellen Befunde auf die Klinik übertragen werden können. Dennoch bleibt dies auch in Zukunft ein bewährter, präklinischer Weg bei der Überprüfung der Wirksamkeit von Pharmaka ganz allgemein.

Auf unserer Wunschliste nach überzeugenden Beweisen der Wirkung von Immunglobulinfraktionen und damit auch des IgM-Präparates stehen prospektive, randomisierte, klinische Studien an einem möglichst homogenen Krankengut. Ein hervorragendes Beispiel hierfür ist die von Herrn Schedel vorgestellte Studie an Patienten mit multiplem Myelom. In dieser Studie wurde nicht nur der Wert der prophylaktischen Gabe von Immunglobulinen eindeutig belegt, sondern gleichzeitig auch die Korrelation der klinischen Ergebnisse zu einem potentiell wichtigen, prospektivem Parameter aufgezeigt, dem Anti-Lipid-A-Titer im Patientenblut. Da der Anti-Lipid-A-Titer in dem IgM-Präparat sehr hoch ist, sind Immunglobulinfraktionen mit hohem IgM-Anteil in der Therapie derartiger Krankheitsbilder vorzuziehen.

Die Pathomechanismen von Invasion und Aggression seitens der bakteriellen Erreger, aber auch die Abwehrmöglichkeiten des Körpers sind sehr komplex. Nur wenn es gelingt, diese Vorgänge noch besser zu verstehen, werden wir in der Lage sein, das Problem der Infektion und damit auch der Sepsis klinisch erfolgreicher anzugehen. Es fehlen geeignete diagnostische und prognostische Parameter. In den Beiträgen von Duswald, Urbaschek und Schedel wurden neue, potentiell interessante Parameter vorgestellt, die es gilt, auf ihre klinische Relevanz hin zu untersuchen. Zu nennen wären der Elastase-Nachweis im Blut, die Endotoxin-Bestimmung mit Hilfe des Limulus-Testes oder auch anderer biochemischer Verfahren sowie die Bestimmung von HDL oder Anti-Lipid-A als wichtige Endotoxin-neutralisierende Faktoren.

Prospektive, multizentrische Studien an Patienten mit hohem Infektionsrisiko, möglichst unter Einschluß obiger Laborparameter, sind denkbar bei Patienten mit Agammaglobulinämie, angeborenem oder erworbenem Antikörpermangel-

Syndrom, aber auch bei Patienten mit besonders großem exogenen Infektionsrisiko wie den Peritonealdialysepatienten zum Beispiel.

Eine strenge Selektion der Patienten nach Infektionsursache und Schweregrad der Infektion ist eine unbedingte Voraussetzung für die Auswertbarkeit der Studien, wie insbesondere die Studien bei Sepsis-Patienten auf der Intensivstation immer wieder zeigen.

Sicher sind solche Studien auch in Zukunft nicht ohne Probleme. Nach der Studie von Schedel muß man sich fragen, ob eine randomisierte Studie mit Placebo-Gruppe bei Myelom-Patienten noch gerechtfertigt werden kann. Zu fragen wäre auch, ob man kurzfristige Effekte einer Therapie, wie Temperatursenkung, Rückgang der klinisch-chemischen Parameter etc. als Therapieerfolg werten soll oder nicht grundsätzlich die Beurteilung der Therapie nach der Mortalität, dem härtesten klinischen Parameter richten muß.

In der unmittelbaren Zukunft gilt es zunächst einige zuverlässige klinisch-chemische, immunologische oder vielleicht auch klinische Parameter herauszuarbeiten, die mit der Prognose der Sepsis-Patienten korrelieren und an deren quantitativem Verhalten der Einsatz von Immunglobulin-Präparaten, insbesondere solcher mit erhöhtem IgM-Anteil, beurteilt werden kann. Konkret gilt es z.B. dem Kliniker einen Anti-Lipid-A-Elisa anzubieten, die Endotoxin-Bestimmung im Blut zu optimieren, die Bestimmung der Granulozyten-Elastase, vielleicht auch des HDL in unserer Verlaufsbestimmung aufzunehmen, um ihre prognostische Relevanz zu prüfen.

Erst dann wird man einen Schritt weiter gehen und mit mehr Erfolg die notwendigen multizentrischen Studien planen und durchführen können.

Die vorgelegten Daten und Ergebnisse des Symposiums lassen hoffen, daß wir in zwei bis drei Jahren auf diesem Sektor einen entscheidenden Schritt weiter gekommen sind.

Sachverzeichnis

α-Toxin 31
Antibiotikaprophylaxe, perioperativ 2f.
Biseko 62
C-reaktives Protein (CRP) 41
C5b-9 Komplementpore 29
C5b-9 Komplex 55
Dysimmunglobulinämien 68
Elastase, Nachweis 39
Endotoxin 9f., 15, 21
—, Morbus Crohn 51
—, Q-Fieber 50
—, Sepsis 51
Endotoxin-LAL-Reaktion 45
Endotoxinbestimmung, Limulus-Test 44
Gammaglobulintherapie, Effizienz 91
IgM, bei IgA- und IgG-Plasmozytom 92
—, Funktion 55
—, nach Nierentransplantation 93
IgM-Präparat, antitoxischer Effekt 65
—, IgG- und IgM-anti-Lipid-A-Antikörperkonzentrationen 63
—, Proteinchemische Daten 63
—, Reziproke Antikörpertiter 63
—, Zusammensetzung 71
Immundefekt, sekundär humoral 15
Immunglobulin, Infektionsletalität bei Intensivtherapiepatienten 77
—, Infektionsverlauf 85
Immunglobulin M, Herstellung, Eigenschaften, Wirksamkeit 60
—, Kinderheilkunde 67
—, physiologische Mechanismen 54
—, Wirkungsweise 54
Immunglobulin-M-Präparat, Wirksamkeit bei Toxoplasmose 105
Immunglobuline, prophylaktischer Nutzen nach Magenresektion 1
Immunglobulinpräparat, Analyse 79
Immunglobulinprophylaxe, Kosten-Nutzen-Analyse 7
—, Kosten-Nutzen-Relation 7
Immunglobulinspiegel, Splenektomie-Auswirkungen auf den 11
Immunglobulintherapie, erhöhter Endotoxinspiegel 8
Intraglobin 19
Intraglobin F 3
Kinetischer LAL-Test 48
Komplementsystem, Arachidonsäurekaskade 34
Lipid A 15, 21f.
—, antigene Determinante 26
—, biologische Aktivität 24
—, R-Mutanten 23
Lipopolysaccharid 15
Membranschädigung, porenbildende Proteine 29
Multiples Myelom 15
—, Häufigkeit von Infektionen 16
—, IgG-Anti-Lipid A-Aktivität im Serum 17
—, Immunglobulin G-Applikation 18
—, Immunglobulinsubstitution 20
—, Lipid A-Antikörper 18
Opsonisierung 56
Pentaglobin 73ff.
—, bei antibiotikaresistenter Sepsis 91, 97, 99
—, bei dekompensierter Leberzirrhose 98
—, bei Leberzirrhose und antibiotikaresistenter Sepsis 96
—, Effizienz bei antibiotikaresistenter Sepsis 95
Phagozytose 56
Porenbildner 33
Sepsisfrühdiagnose, Elastasetest 38
Splenektomie 11
—, IgM-Werte 13
—, Infektionshäufigkeit 12
Streptolysin O 31